Como eu como?

Dados Internacionais de Catalogação na Publicação (CIP)
(Câmara Brasileira do Livro, SP, Brasil)

Gonsalves, Paulo Eiró
  Como eu como? / Paulo Eiró Gonsalves ; [ilustrações Madalena Elek Machado] – São Paulo : MG Editores, 2004.

Bibliografia.
ISBN 85-7255-034-8

1. Aconselhamento de saúde 2. Aconselhamento nutricional 3. Dietética 4. Hábitos alimentares 5. Nutrição – Avaliação 6. Saúde – Promoção I. Título.

04-0944   CDD-613.2

Índice para catálogo sistemático:

1. Alimentação : Hábitos : Promoção da saúde   613.2

Compre em lugar de fotocopiar.
Cada real que você dá por um livro recompensa seus autores
e os convida a produzir mais sobre o tema;
incentiva seus editores a traduzir, encomendar e publicar
outras obras sobre o assunto;
e paga aos livreiros por estocar e levar até você livros
para sua informação e seu entretenimento.
Cada real que você dá pela fotocópia não autorizada de um livro
financia um crime
e ajuda a matar a produção intelectual.

Paulo Eiró Gonsalves

Como
eu
como?

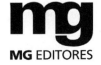

COMO EU COMO?
Copyright © 2004 by Paulo Eiró Gonsalves
Direitos desta edição reservados por Summus Editorial

Capa e ilustrações: **Madalena Elek Machado**
Editoração eletrônica: **Acqua Estúdio Gráfico**

MG Editores
Departamento editorial:
Rua Itapicuru, 613 – 7º andar
05006-000 – São Paulo – SP
Fone: (11) 3872-3322
Fax: (11) 3872-7476
http://www.editoraagora.com.br
e-mail: agora@editoraagora.com.br

Atendimento ao consumidor:
Summus Editorial
Fone: (11) 3865-9890

Vendas por atacado:
Fone: (11) 3873-8638
Fax: (11) 3873-7085
e-mail: vendas@summus.com.br

Impresso no Brasil

SUMÁRIO

Apresentação 7

Introdução 9

A digestão: aspectos químicos, mecânicos e sutis 15

Quando comer? 19

Por que mastigar bem? 23

Panelas, utensílios de cozinha e embalagens 27

Alimentos naturais e com energia vital 33

Alimentos orgânicos 37

Alimentos crus ou cozidos? 41

Você sabe combinar os alimentos? 47

Ser ou não ser vegetariano? 55

Grãos germinados e brotos: alimentos maravilhosos 61

Radicais livres: o que são e como se proteger
de seus efeitos nocivos 67

Macrobiótica: apenas mais uma escola
de alimentação natural? 73

Estamos todos intoxicados 89

Excesso de peso: que fazer? 97

Colesterol alto e vinho 103

Cálcio e flúor 107

O respeito à vida 111

Declaração Universal dos Direitos dos Animais 117

Conclusão 123

Bibliografia 129

APRESENTAÇÃO

Alimentar-se é um ato inerente à condição de qualquer ser vivo para que possa crescer, desenvolver-se e se reproduzir. Constitui ainda uma das fontes de prazer para o ser humano, que deve ser diariamente renovada. É um ritual de comunicação e de integração entre as pessoas e a natureza, repetindo o fluxo de dar e receber que caracteriza a vida no nosso planeta.

O dr. Paulo Eiró, com muita sensibilidade e autoridade derivada dos seus longos anos de estudo e experiência no tema, conseguiu sintetizar de forma agradável os principais cuidados que devemos ter com a alimentação. O que, como e quando comer são questões abordadas neste livro, um guia de bons hábitos alimentares que ajuda a prevenir e tratar doenças. Hipócrates há muito nos ensinou que o alimento é também um remédio.

Como diz o ditado oriental, não basta dar o peixe, é preciso também ensinar a pescar. Na área da alimentação humana, como enfatiza o autor, cada ser humano deve tomar consciência de suas peculiaridades e optar pela alimentação que lhe parecer mais conveniente, dentro de suas condições econômicas. Opções alimentares saudáveis e baratas, como os grãos germinados e brotos, são oferecidas ao leitor, com informações retiradas de trabalhos científicos e da rica vivência do dr. Paulo Eiró.

O livro é de grande utilidade para todos que se preocupam com uma alimentação mais sadia e adequada às suas necessi-

8 | COMO EU COMO?

dades. Escrito com muito carinho e amor, como devem ser preparados e consumidos os alimentos, ele traz informações relevantes que nos ajudam a evitar os efeitos nocivos decorrentes de alimentos mal preparados e a promover bons hábitos de alimentação. É mais uma importante contribuição educacional de um colega médico, pediatra e homeopata, que soube conquistar o respeito dos seus colegas e pacientes pelo exemplo constante do que diz e escreve.

Flávio Dantas

Professor Titular de Homeopatia
Universidade Federal de Uberlândia

Coordenador do Setor de Homeopatia
Disciplina de Clínica Médica da Unifesp/EPM

INTRODUÇÃO

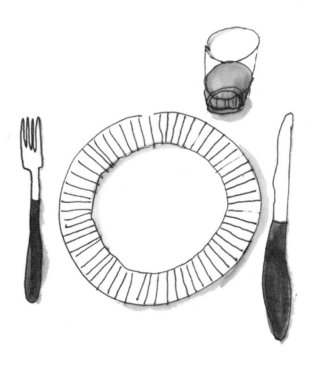

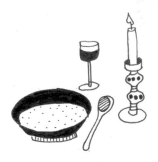

 todo instante as pessoas preocupadas com a saúde se perguntam o que devem e não devem comer para:

- emagrecer
- reduzir o colesterol
- baixar a taxa de açúcar no sangue
- diminuir a pressão arterial
- regularizar o funcionamento dos intestinos preguiçosos
- fortalecer os cabelos, os músculos, o coração
- ter a pele mais bonita e mantê-la jovem

Os médicos, familiarizados com tais questões, freqüentemente formuladas por seus clientes, não têm dificuldades em respondê-las e orientar de forma correta os pacientes em dúvida.

EMAGRECER — O excesso de peso resulta de uma desproporção entre a quantidade de alimentos ingerida e a quantidade gasta, metabolizada. Pessoas que despendem elevada quantidade de energia — trabalhadores braçais e esportistas, por exemplo — têm necessidade de grande aporte de alimentos energéticos, em geral representados pelos hidratos de carbono.

12 COMO EU COMO?

Já aquelas de vida sedentária devem consumi-los em quantidade bem menor, pois, uma vez ingeridos e não utilizados para gerar energia, são transformados em gordura no organismo, acarretando forçosamente excesso de peso. Na grande maioria dos casos de sobrepeso não há problemas endócrinos, hormonais ou metabólicos, apenas excesso de alimentos ingeridos, desproporcional ao pequeno gasto de energia. Recomenda-se bastante a prática regular de exercícios físicos a fim de estimular a queima do excesso de alimentos energéticos.

REDUZIR O COLESTEROL — Reduzir o consumo de gorduras, sobretudo as de origem animal: substituir o leite integral pelo desnatado ou semidesnatado; evitar queijos gordos; limitar a ingestão de gema de ovo, de manteiga, de margarina (esta, ao contrário do que muitos pensam, possui gorduras animais em sua composição), de cremes, maioneses, frituras, embutidos (salame, presunto, mortadela, lingüiça) e de carnes (mesmo as aparentemente magras têm alto teor de gordura). A prática regular de exercícios físicos também é recomendada para a redução de colesterol.

BAIXAR A TAXA DE AÇÚCAR NO SANGUE — Comer menor quantidade de alimentos ricos em açúcares (hidratos de carbono): doces, refrigerantes, pães, massas, pizzas, tubérculos e amiláceos (que contêm amido), uma vez que a hiperglicemia (aumento do açúcar no sangue) em geral provém do mau funcionamento do pâncreas, que não secreta suficiente insulina, hormônio responsável pela queima dos hidratos de carbono. Mais uma vez a prática regular de exercícios físicos é indicada, a fim de proceder à queima dos açúcares.

DIMINUIR A PRESSÃO ARTERIAL — Fundamentalmente é necessário reduzir drasticamente o consumo de sal, ou mesmo aboli-lo da alimentação. Não basta deixar de colocar sal nos alimentos que preparamos; também é indispensável evitar aqueles que já vêm salgados, como pães, queijos e alimentos industrializados, geralmente preparados com quantidade excessiva de sal e de gorduras.

Alguns alimentos, como alface, alho, folhas de amoreira em infusão, chuchu, cogumelo *shitake*, frutas e vegetais em geral, ajudam no combate à hipertensão arterial.

REGULARIZAR O FUNCIONAMENTO DOS INTESTINOS PREGUIÇOSOS — A) Adotar uma alimentação rica em alimentos laxativos: frutas com bagaço; cereais integrais e alimentos preparados com a farinha desses cereais: pães e biscoitos integrais, macarrão, tortas e panquecas feitas com farinhas integrais; mamão; sementes de mamão (devido ao gosto desagradável, recomenda-se ingeri-las com água, engolindo-as sem mastigar); ameixas pretas; legumes e verduras em geral. B) Adquirir o salutar hábito de beber freqüentemente água, durante todo o dia (fora das refeições). Aconselha-se também tomar um copo de água morna todas as manhãs, em jejum. C) Praticar regularmente exercícios físicos, evitando o sedentarismo. D) Atender de imediato às solicitações intestinais: não ficar "segurando" as fezes, deixando para eliminá-las mais tarde.

FORTALECER OS CABELOS, OS MÚSCULOS, O CORAÇÃO E TER A PELE MAIS BONITA E JOVEM – Para fortalecer o organismo como um todo, tornando-o mais sadio e portanto mais bonito, recomenda-se uma alimentação rica em alimentos integrais e vivos, ou seja, não desnaturados, não submetidos a processos que destroem sua vitalidade, como congelamento, fervura, esterilização. Além disso, os alimentos devem provir de cultivos orgânicos, sem emprego de agrotóxicos e sem adição de corantes e outras substâncias tóxicas.

Em contrapartida, raramente os médicos são inquiridos sobre questões como:

- De que modo devo comer?
- Quando devo comer?

Isto demonstra que a maioria das pessoas preocupa-se — muito acertadamente, por sinal — com aquilo que devem (ou não devem) comer, não dando, entretanto, importância a outras questões também relevantes, ou seja, *como* e *quando* comer.

Os próprios médicos, muitas vezes, não se sentem à vontade para responder a essas perguntas.

Por tais razões desejamos, no decorrer deste livro, esclarecer estas dúvidas bem como abordar outros assuntos correlatos e freqüentemente negligenciados apesar de sua grande importância.

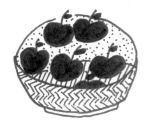

A DIGESTÃO: ASPECTOS QUÍMICOS, MECÂNICOS E SUTIS

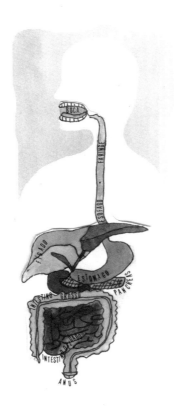

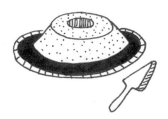

Desde os tempos das primeiras letras e mais tarde, na universidade, aprendemos que a digestão se efetua por meio de processos químicos e mecânicos. Assim é que quando o alimento está na boca sofre ação do fermento ptialina (ação química) e da mastigação (ação mecânica). Já no estômago o bolo alimentar entra em contato com o suco gástrico e, mecanicamente, com a movimentação das paredes daquele órgão e com movimentos peristálticos. Nos intestinos agem quimicamente os sucos entérico, pancreático e a bile; mecanicamente, os movimentos peristálticos, as segmentações rítmicas e os movimentos pendulares.

As escolas, desde o ABC até o curso superior, não fornecem senão ensinamentos única e exclusivamente orgânicos do processo digestivo, deixando de considerar seus importantes aspectos sutis e psicológicos.

Por ocasião das refeições, que devem transcorrer num ambiente de respeito, devoção e alegria, temos a oportunidade de dar graças pelos alimentos, que receberam energias de todo o cosmo, estando impregnados de toda sorte de força e de vigor.

Os essenianos, povo que viveu há mais de dois mil anos e que se alimentava basicamente de vegetais crus e grãos germi-

18 | COMO EU COMO?

nados, em sua época, já valorizavam o momento extraordinário das refeições. Também Mikhael Aivanhov, em uma de suas obras *O yoga da nutrição*, acentua a importância de nossa postura durante as mesmas, mostrando que nessas ocasiões devemos permanecer em atitude de reverência e tranqüilidade: não devemos nos alimentar em ambiente de disputa, de pressa e de angústia, levantando-nos numerosas vezes da mesa.

Também se desaconselha fazer as refeições enquanto se assiste à TV. Estudos mostram que crianças que assim o fazem continuam levando à boca os talheres vazios mesmo após terminar de comer.

Concentrando-se em sua alimentação, tendo calma, respeito e reverência durante as refeições, agradecendo pelos alimentos, você se alimentará melhor e em menor quantidade, ganhando mais saúde sem adquirir excesso de peso.

Os praticantes da alimentação sutil são, em sua maioria, vegetarianos.

Paulo Coelho, em "Maktub, tente dar um sentido sagrado à refeição", brinda-nos com estas belas palavras:

As tarefas diárias são sagradas. A refeição é um ritual universal de comunhão com Deus. Grande parte dos ensinamentos de Jesus se passara ao redor de uma mesa — inclusive a eucaristia, momento mais importante de sua vida.

No Japão, a cerimônia do chá é utilizada para purificar o corpo e o espírito. Platão utiliza o banquete como um artifício para os seus ensinamentos, e as religiões afro-brasileiras usam a comida como uma maneira de se comunicar com os orixás e agradá-los. O rei Arthur reunia seus cavaleiros em torno de uma mesa redonda, que marcava a igualdade na busca espiritual.

A mesa é um símbolo. A comida é uma bênção a que muitos seres humanos não têm acesso. Aproveite isso e tente dar um sentido sagrado à sua refeição.

QUANDO COMER?

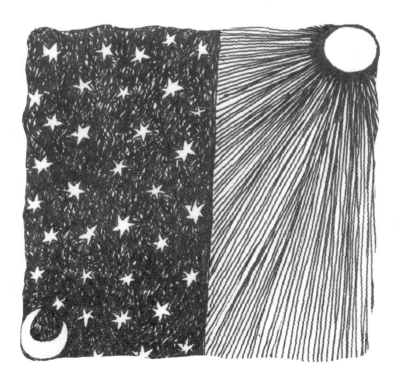

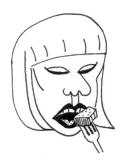

O momento certo de comer é questão polêmica. De acordo com certos autores só devemos nos alimentar entre 11h e 20h, pois nesse período o organismo está em fase de catabolismo, na qual as substâncias tóxicas são metabolizadas e eliminadas. A alimentação durante essa fase faria que o organismo parasse de eliminar toxinas para assimilar os nutrientes ingeridos.

Tais autores recomendam apenas duas refeições diárias: almoço e jantar, sempre dentro do período horário assinalado, ou seja, entre 11h e 20h.

Já os macrobióticos, sempre preocupados com o equilíbrio *yin-yang*, assinalam que determinados alimentos, muito *yin*, não devem ser comidos à noite e no inverno — que também são muito *yin*. Tal fato provocaria desequilíbrio, "yinizando" demasiadamente o organismo. Assim, recomendam a ingestão de frutas no máximo até as 18h, procurando também evitá-las no inverno.

À noite e durante tal estação, os macrobióticos recomendam alimentar-se com alimentos mais *yang*, mais quentes. Aliás, o próprio organismo pede isso: habitualmente nos é mais prazerosa a ingestão de frutas e de alimentos frios no verão, que é *yang*, e inversamente a de alimentos quentes no inverno, que é *yin*.

O importante, a nosso ver, é que não tenhamos atitudes extremas: nem horários absolutamente rígidos para as refeições (não comer só porque "é hora de comer") e tampouco flexibilizá-los totalmente. O ideal é procurar ter certa disciplina, com horários mais ou menos constantes e sem ficar lambiscando entre as refeições. É importante, entre estas, não ingerir salgadinhos, quitutes, guloseimas, queijos etc.; recomenda-se ingerir apenas água ou, se houver intervalo muito grande entre elas, um lanche leve, constituído por frutas, sanduíches com pão integral, queijo branco, alface e tomate.

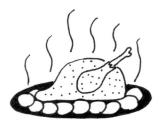

POR QUE MASTIGAR BEM?

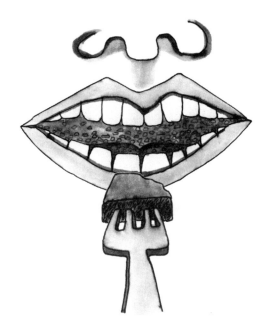

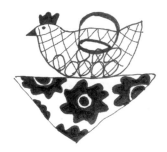

No corpo humano, o único órgão provido de dentes é a boca. Portanto, se os alimentos não forem bem triturados por meio da mastigação, será irremediavelmente perdida a oportunidade de transformá-los mecanicamente, o que facilita a ação dos sucos digestivos e favorece a digestão.

De fato, uma boa mastigação permitirá que a saliva, o suco gástrico, o suco entérico, o suco pancreático e a bile atuem sobre uma superfície muito maior do bolo alimentar, facilitando bastante os processos digestivos.

No início do século XIX, o médico norte-americano Horace Fletcher, acometido de grave enfermidade, recuperou a saúde mastigando lenta e cuidadosamente suas refeições. Escreveu numerosas obras sobre a importância de uma boa mastigação, chegando a criar uma associação de mastigadores. Seus ensinamentos constituem a base do chamado *fletcherismo*.

Além disso, se cultivarmos o hábito de mastigar com cuidado, nos saciaremos com menor quantidade de alimentos, o que não apenas deixa de sobrecarregar o aparelho digestivo como evita as sensações de moleza e de lassidão que se seguem após refeições copiosas e conduzem à inércia e ao torpor, dificultando os estudos, o trabalho, o reconhecimento de valores espirituais, o equilíbrio, enfim.

PANELAS, UTENSÍLIOS DE COZINHA E EMBALAGENS

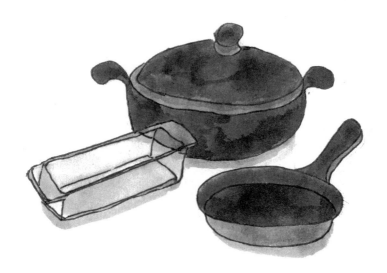

Quando nos alimentamos, devemos considerar não apenas o que comer, o que não comer, como e quando comer, mas também o material com que são preparados os alimentos e o local em que são conservados. A maioria das pessoas não dá atenção a esse aspecto tão importante na questão alimentar.

Vejamos os principais materiais utilizados e seus prós e contras:

ALUMÍNIO: É, sem dúvida, o mais empregado em nossas cozinhas. Trata-se de produto barato, leve e de fácil aquisição.

No que diz respeito à saúde, o assunto não parece tão pacífico. Para muitos autores, o alumínio encontrado naturalmente nos alimentos apresenta-se sob forma orgânica, o que não acontece com aquele existente nas panelas e nos utensílios de cozinha — nos quais ocorre sob a forma metálica, não utilizável pelo organismo.

Transferindo-se das panelas para o organismo e não sendo utilizado, vai-se acumulando, podendo acarretar uma série de distúrbios, como úlceras do estômago e do duodeno, doenças neurológicas e cardiovasculares, artrite, transtornos de ansiedade, alterações na estrutura do cálcio e do fósforo e até câncer.

Se soldadas, as panelas de alumínio podem liberar chumbo, que pode ser responsável por quadros de intoxicação. Conforme veremos adiante, o chumbo é encontrado também em cerâmica vitrificada.

ÁGATE: É opção bastante satisfatória desde que os utensílios feitos com este material estejam íntegros, em perfeitas condições. Se descascados, eles liberam resíduos de chumbo e de estanho, tóxicos contidos sob a camada de esmalte.

TEFLON: Este produto, com o qual muitas vezes são revestidos os utensílios de cozinha, tem a substância *óxido de cromo 6*, que aumenta o risco de câncer e pode produzir lesão renal.

AÇO INOXIDÁVEL: É composto por ferro, cromo e níquel. Se aquecido pode desprender elementos de origem metálica. Seu uso é desaconselhado.

FERRO: Alguns autores condenam panelas feitas com esse material por considerar que causam seu desprendimento e por acreditar que o ferro sob a forma metálica, a exemplo do que sucede com o alumínio, é nocivo ao organismo.

Entretanto, a opinião dominante é a de que essas panelas são úteis justamente por cederem ferro ao organismo, o que poderia prevenir e até corrigir anemias ferroprivas. Porém, mesmo os autores que defendem sua utilização advertem que elas não devem ser usadas de forma exclusiva, pois levariam a um excesso de ferro no organismo, caracterizando a chamada *hemossiderose*, afecção que pode acometer pessoas que utilizam apenas panelas de ferro, como é o caso de determinadas tribos africanas.

VIDRO: Constitui opção muito boa. Os utensílios de vidro tipo *pirex* não têm nenhum inconveniente conhecido.

PVC: Este material é empregado em embalagens de óleos comestíveis, vinagres e águas minerais. Em sua composição utiliza-se o *cloreto de vinila*, substância que aumenta o risco de câncer.

PANELAS, UTENSÍLIOS DE COZINHA E EMBALAGENS | **31**

Embora sua toxicidade esteja comprovada nas pessoas que lidam com a fabricação de PVC, os riscos para o consumidor não são bem conhecidos. A famosa e conceituada organização *Greenpeace* lançou, em junho de 2001, o relatório "PVC no Mundo Infantil", alertando para o perigo do emprego desse material em brinquedos e outros produtos destinados às crianças, como garrafas térmicas para mamadeiras.

CELOFANE: Muitos alimentos, como bombons e salames, vêm embalados em celofane, produto que tem em sua composição a *acrilonitrila*, que pode produzir más-formações em embriões e aumentar o risco de câncer.

PLÁSTICOS: Alimentos não devem ser conservados em recipientes plásticos de cor amarela, alaranjada ou vermelha, pois há perigo de que chumbo e cádmio contaminem a comida. Apenas comer em recipientes de plástico, mesmo que nas cores referidas, não oferece nenhum perigo. Eles só não devem ser usados para conservar alimentos.

CERÂMICA E PEDRA: Constituem excelente opção (com exceção dos produtos vitrificados).

Entre outras vantagens, as panelas de cerâmica permitem a cocção bem mais lenta dos alimentos, colaborando assim para conservar sua força energética, que será totalmente aproveitada.

Tanto as panelas de barro como as de pedra devem ser curtidas antes de postas em uso.

Para curtir uma panela de barro esfrega-se óleo de milho primeiro por fora e depois por dentro dela. Em seguida, deverá ser enchida com farinha de mandioca e colocada em forno quente. Nas primeiras vezes que for usada, após curtida, deve-se colocá-la em fogo baixo; depois poderá ser usado fogo alto.

Para curtir panelas de pedra-sabão deve-se untá-las com óleo de milho e expô-las ao sol. Em seguida, ligar o forno por

15 minutos, desligá-lo e colocá-las no seu interior, sempre untadas (se secas, poderão trincar-se). À medida que forem ressecando, deverão ser untadas novamente, repetindo-se a operação até que deixem de absorver óleo. Aí estarão prontas para uso.

Entretanto, os recipientes de cerâmica *não devem ser vitrificados nem envernizados*, pois os processos de vitrificação e de envernização são realizados com o emprego de substâncias tóxicas (chumbo e estanho) que podem provocar cólicas abdominais, anemia e sintomas neurológicos. A exposição prolongada ao chumbo pode acarretar insuficiência renal.

Os alimentos ácidos (saladas com limão ou vinagre, sucos de laranja e maracujá, limonadas) são particularmente suscetíveis aos perigos da cerâmica vitrificada, uma vez que os metais pesados dissolvem-se melhor em meios ácidos.

Recipientes de baixa qualidade são mais propensos a causar esses problemas. Produtos da China, de Taiwan e de outros países, vendidos nas lojas de R$ 1,99, seriam confiáveis? Na dúvida, melhor não arriscar.

Crianças são mais atingidas pelos sais de chumbo e de cádmio porque seus rins, ainda imaturos, não eliminam satisfatoriamente esses tóxicos. Além disso, como o sistema nervoso delas está em formação, há possibilidade de seqüelas neurológicas, como déficit de inteligência.

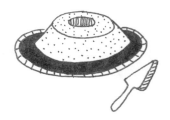

ALIMENTOS NATURAIS
E COM ENERGIA VITAL

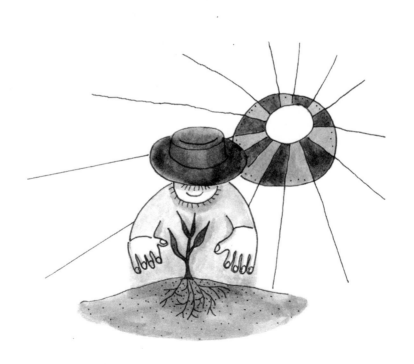

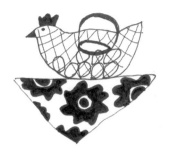

Q ue é um produto natural? Segundo o dicionário *Aurélio, natural* é aquilo que é produzido pela natureza, sem trabalho ou intervenção do homem.

Nos dias atuais verificamos que esse termo é empregado abusiva e impropriamente. Quantos e numerosos produtos apregoados como naturais na realidade nada apresentam que possa justificar tal denominação? O abuso é tamanho que, muitas vezes, os termos *natural, naturismo* e *natureba* chegam a adquirir conotação pejorativa.

O mesmo ocorre com o termo *homeopatia*: inúmeros medicamentos que nada têm de homeopáticos são apresentados como se o fossem, em prejuízo da verdadeira e eficaz doutrina de Hahnemann.

Muitos acreditam que a preocupação em alimentar-se com produtos naturais é recente e decorrente do uso indiscriminado de pesticidas, agrotóxicos e substâncias venenosas empregadas na agricultura. Engano. Embora tais fatores influam — e muito — na busca de uma alimentação mais saudável, tal preocupação vem de épocas bastante remotas.

Hipócrates, o maior médico da Antigüidade, cognominado o Pai da Medicina, nascido na ilha grega de Cós em 460 a.C., já postulava: "Que o alimento seja o teu remédio e o remédio seja o teu alimento". Os primeiros homens a se preocuparem com as diferentes maneiras de se nutrir foram os primeiros médicos.

No início do século xx o médico francês Paul Carton retomou a doutrina de Hipócrates e estabeleceu os primeiros pilares da medicina naturista atual. Segundo seus ensinamentos, a alimentação deve ser constituída por produtos de alta vitalidade — plenos de energia vital —, o que determinará saúde e resistência a doenças. De acordo com a medicina naturista, a alimentação baseia-se na qualidade e não na quantidade de alimentos: quem se nutre com substâncias naturais e vivas não tem necessidade de se preocupar com taxas ingeridas de proteínas, hidratos de carbono, gorduras e nutrientes.

Não só a vitalidade dos alimentos é levada em consideração, mas também a quantidade e a toxicidade dos dejetos que produzem no organismo.

Segundo a medicina natural, para uma alimentação viva aconselha-se a utilização de cereais integrais, verduras, legumes, hortaliças, frutas frescas, frutos oleaginosos (noz, amêndoa, avelã, pecã, castanha-do-pará), sarraceno, azeitonas. Tais alimentos devem provir de cultivos orgânicos (veja tópico a seguir).

Em oposição, devem-se evitar carnes e peixes gordos, vísceras, gordura animal em geral, crustáceos (camarão, lagosta, pitu, caranguejo, siri), açúcar refinado, farinhas brancas, alimentos coloridos artificialmente, frituras, enlatados, alimentos industrializados, frango e ovos de granja.

Os alimentos vivos, por serem ricos em energia vital, fornecem energia ao organismo, são de fácil digestão e estimulam os mecanismos orgânicos de desintoxicação.

Karen-Werner, em sua obra *L'Alimentation vitante: le miracle de la vie* [A alimentação viva: o milagre da vida], afirma: "Os alimentos mortos levam à morte. Os alimentos vivos recriam e consolidam a vida".

ALIMENTOS ORGÂNICOS

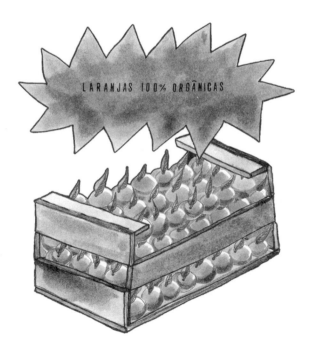

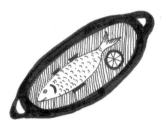

 e você pensa que para um alimento ser orgânico basta que seja cultivado sem pesticidas e sem agrotóxicos, está equivocado. Tal condição realmente é indispensável, mas não é a única. Várias outras são necessárias para que possamos classificar um produto como orgânico:

✓ As sementes utilizadas para o cultivo não podem ser tratadas com produtos químicos.

✓ O solo precisa ser preparado previamente: pode ser necessário um intervalo de dois a três anos para que o terreno passe de um estado indefinido para o de orgânico.

✓ Os pesticidas utilizados nas plantações vizinhas, não biológicas, devem ser controlados e contidos.

✓ A questão do *transporte* também precisa ser considerada. Suponhamos que determinado alimento seja cultivado de acordo com todos os requisitos necessários, mas por ocasião de seu transporte permaneça atrás de um cano de escapamento de um caminhão cujo motor fique ligado. Essa contaminação destruirá o estado de orgânico.

Do mesmo modo atuam os poluentes das estradas. Em muitos países exige-se que os produtos orgânicos sejam transportados em embalagens fechadas a fim de evitar contaminação ambiental.

E as frutas, verduras, hortaliças e os legumes vendidos nas estradas e nas esquinas das grandes cidades, que recebem toda a poluição possível? Você acha que podem ser classificados como orgânicos?

✓ O *armazenamento* dos alimentos também é de importância considerável: substâncias tóxicas e cancerígenas são freqüentemente utilizadas para "proteger" os produtos nessa fase.

✓ A alimentação dos animais deve ser obtida de fornecedores inspecionados e aprovados pelo SIF (Serviço de Inspeção Federal).

Viu como é difícil encontrar um produto orgânico de fato?

Mas vale a pena procurar; afinal, é a sua saúde e a de sua família que estão em jogo. Além disso, você estará colaborando com a preservação do meio ambiente, pois a agricultura orgânica mantém intacta a vida do solo, evitando a erosão. Algumas pequenas empresas privadas e lojas especializadas funcionam com um sistema de distribuição de cestas com produtos orgânicos. É preciso pesquisar para encontrá-las. São uma excelente opção, pois além de trazerem todos os benefícios dos alimentos orgânicos, possibilitam o planejamento da produção, e a remuneração justa do produtor evitando o desperdício de alimentos. Se houver assiduidade nas assinaturas, haverá sempre garantia tanto para os produtores quanto para os consumidores. Todos serão beneficiados.

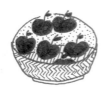

ALIMENTOS CRUS OU COZIDOS?

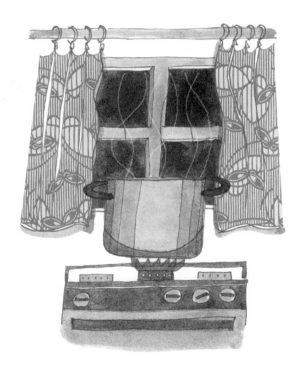

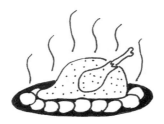

O **crudivurismo** é uma escola de alimentação que prega o consumo de produtos biológicos — vegetais, hortaliças, verduras, legumes, cereais, grãos, grãos germinados — em sua forma natural, ou seja, crus.

Numerosos são os adeptos dessa escola, incluindo Gandhi, que afirmava: "Para se livrar de uma moléstia é necessário suprimir o fogo no preparo das refeições".

Segundo o dr. Bircher-Benner, nutrólogo e um dos grandes defensores do crudivurismo, no dia-a-dia basta a ingestão de 50% de alimentos crus, mas nos regimes de desintoxicação ou de cura de uma doença é necessário utilizar 100%.

Afirmam os defensores dessa escola que o emprego de alimentos crus evita a destruição ou a degradação dos minerais e vitaminas produzidos pelo cozimento, que leva à formação de produtos não assimiláveis ou tóxicos.

Após a Segunda Guerra Mundial a imprensa noticiou que os prisioneiros de campos de concentração, acometidos por graves carências alimentares, freqüentemente com evolução fatal, poderiam ter sido salvos se tivessem sido alimentados com carne. O dr. M.V. Roques, de Berlim, escreveu: "Um ponto agora está claro: sem proteína animal o homem não consegue viver".

Um médico japonês, o dr. Karatsune, pôs em dúvida essa máxima. Como não julgasse correto submeter pessoas estranhas às experiências que realizava, utilizou para seu estudo ele mesmo e a esposa.

Toda proteína animal foi excluída da alimentação e a quantidade de alimentos foi a mesma da "dieta de fome" típica dos campos de concentração. Ao longo de toda a experiência o médico exerceu normalmente sua atividade profissional, sem repousar, bem como sua esposa, que cuidava da casa, além de amamentar seu bebê. O casal, durante esse período, atravessou o rigoroso inverno japonês.

O experimento foi realizado com a supervisão e o controle do professor Mizushima, da Universidade de Kyosho, Japão. Dosagens de proteínas no sangue e hemogramas permaneceram normais, tendo havido até aumento nas taxas. Clinicamente, as "cobaias" apresentavam-se com excelente saúde e ótima resistência orgânica.

Como explicar tais resultados? O dr. Karatsune e a esposa fizeram uso da mesma dieta dos campos de concentração, mas com alimentos crus.

Realizou-se então a contraprova: foi-lhes dada a mesma alimentação, porém aquecida a cem graus centígrados. Em pouco tempo ocorreu a síndrome da fome, com todos os seus sintomas e sinais, que cessaram com a volta à alimentação crua.

É forçoso assinalar, entretanto, que nem todos podem ser crudivuristas. É o caso, por exemplo, dos bebês e dos anciãos, que por não terem dentes quase não podem comer alimentos crus, que exigem mastigação muito vigorosa. Mesmo pessoas com bons dentes devem aprender a mastigar bem antes de aderir ao crudivurismo.

Essa prática também é desaconselhada a pessoas com tendência à diarréia e com determinados problemas no aparelho digestivo.

ALIMENTOS CRUS OU COZIDOS? | 45

Certos autores desaconselham a ingestão de alimentos crus à noite por considerarem que permanecem mais tempo no estômago, liberando toxinas e causando mal-estar.

Indivíduos com intestinos delicados não devem comer muitos alimentos crus devido ao alto teor de celulose, que pode irritar as mucosas dos órgãos digestivos.

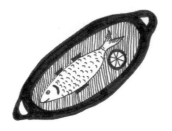

VOCÊ SABE COMBINAR OS ALIMENTOS?

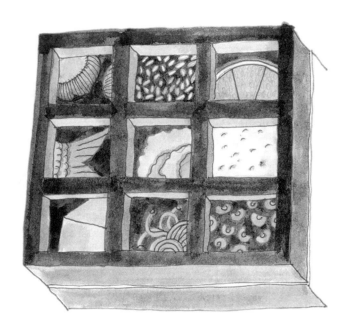

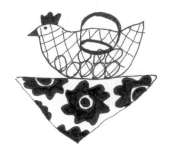

Qual o alimento completo? Segundo alguns é o arroz integral; outros privilegiam o trigo; a lentilha também está na discussão. Todos esses, sem dúvida, são alimentos de alto valor, porém nenhum é completo. Na verdade, para ser considerada verdadeiramente boa uma alimentação precisa, em primeiro lugar, ser variada.

Entretanto, isso não significa haver necessidade de ingerir vários alimentos numa única refeição. Podemos comer apenas um ou dois alimentos em cada uma delas, variando-os nas diversas refeições.

Misturar vários alimentos de tipos diferentes fere frontalmente o que prega a escola das combinações alimentares sobre a compatibilidade ou incompatibilidade entre eles.

Trezentos anos antes de Cristo já afirmava Hipócrates que misturamos em nosso organismo alimentos que lutam entre si.

O dr. Albert Shelton, médico norte-americano, publicou no início do século xx a obra *As combinações alimentares*, síntese de seus estudos e observações durante cinqüenta anos. Seus trabalhos foram retomados vinte anos depois por um biologista francês, Desiré Mérien, que abriu um centro na Bretanha onde é praticado o método das combinações alimentares.

As misturas inadequadas constituiriam fontes de fermentações e de putrefações que atingiriam o sangue, invadindo todo o organismo. Muitos alimentos, de grande valor quando ingeridos desacompanhados, passariam a ser tóxicos se combinados com outros, incompatíveis.

O princípio das combinações alimentares baseia-se no fato de os diversos tipos de alimento sofrerem a ação de diferentes fermentos e sucos digestivos e também no tempo de permanência de cada alimento no tubo digestivo.

Vejamos alguns exemplos:

- AS FRUTAS, se ingeridas sozinhas, permanecerão por muito pouco tempo no estômago. Em caso contrário, se ingeridas com outros alimentos numa refeição ou como sobremesa, serão obrigadas a permanecer bem mais tempo naquele órgão e sofrerão processos de fermentação e de putrefação que, além de dificultarem a digestão, impedem o aproveitamento total de seus nutrientes. Por esse motivo, as frutas devem ser consumidas antes da refeição (cerca de meia hora) ou isoladamente, como lanche, entre uma refeição e outra.

- OS HIDRATOS DE CARBONO são digeridos por fermentos que atuam em meio alcalino (a ptialina da saliva, por exemplo). Já as *proteínas* sofrem ação de sucos atuantes em meio ácido (como é o caso do suco gástrico). Se misturarmos esses dois tipos de alimento numa só refeição haverá prejuízos digestivos e de absorção de nutrientes.

- AS PROTEÍNAS são digeridas pelo suco gástrico, cuja secreção é inibida pelas *gorduras*. Portanto, esses dois tipos de alimento não devem ser misturados. Alimentos que contêm gorduras e proteínas são de difícil digestão. É o caso, por exemplo, dos frutos oleaginosos (castanha-do-pará, noz, amêndoa, avelã, pecã) e das leguminosas (feijão, grão-de-bico, amendoim).

Os argumentos apresentados pelos seguidores da escola das combinações alimentares são passíveis de crítica, uma vez que os diversos sucos digestivos não agem de modo simultâneo mas sucessivo. Entretanto é forçoso reconhecer a existência de numerosas pessoas com problemas de saúde — sobretudo digestivos — que se beneficiaram acentuadamente após passarem a se alimentar com combinações compatíveis, evitando as incompatíveis.

Marks apresenta-nos uma tabela com vinte tipos de alimento formando 210 combinações, das quais 41% são boas, 18%, aceitáveis e 41%, más.

Apresentamos a seguir a tabela Desiré Mérien, bem como a de Marks:

Tabela de combinações dos alimentos segundo Desiré Mérien

Principais combinações alimentares
Incompatíveis:
– frutas e cereais ou leguminosas
– frutas e carnes ou ovos ou queijos
– frutas e gorduras
– cereais e laticínios
– carne e laticínios
– gorduras e laticínios
Pouco compatíveis:
– frutas e legumes
– cereais e carnes
– cereais e gorduras
– carnes e gorduras
Compatíveis:
– frutas e laticínios
– cereais e legumes
– carnes e legumes
– gorduras e legumes

Tabela de combinações dos alimentos segundo A. Marks

Isto combina com isto assim:
O – ótimo
B – bom
P – aceitável
N – não combina

	20 – Sal	19 – Queijos	18 – Cremosos	17 – Açúcar	16 – Ovos	15 – Leite	14 – Pães	13 – Cereais	12 – Feculentos	11 – Leguminosos	10 – Coalhada e iogurte	9 – Mel	8 – Hortaliças	7 – Verduras	6 – Frutos secos	5 – Frutos oleaginosos	4 – Frutos monofágicos	3 – Frutos doces	2 – Frutos semi-ácidos	1 – Frutos ácidos
1 – Frutos ácidos	P	B	B	P	B	B	P	N	N	N	B	B	N	N	B	B	N	N	N	P
2 – Frutos semi-ácidos	B	B	B	B	B	B	B	P	P	P	B	B	N	N	O	B	N	N	P	
3 – Frutos doces	P	N	B	N	N	B	B	B	P	P	O	O	N	N	O	B	N	P		
4 – Frutos monofágicos	N	N	N	N	N	N	N	N	N	N	N	N	N	N	N	N	P			
5 – Frutos oleaginosos	B	N	N	N	N	N	B	B	O	N	N	N	O	O	N	O				
6 – Frutos secos	N	P	N	B	N	B	B	B	B	O	N	B	B	N	N					
7 – Verduras	B	B	B	N	O	N	O	O	O	O	O	N	N	O						
8 – Hortaliças	B	B	B	N	O	N	O	O	O	O	O	N	N							
9 – Mel	N	N	N	B	P	O	B	O	O	B	B	O								
10 – Coalhada e iogurte	P	P	P	P	N	B	B	B	O	P	O									
11 – Leguminosos	B	N	N	N	N	N	N	N	N	N										
12 – Feculentos	B	N	N	P	N	P	N	N	N											
13 – Cereais	P	N	B	O	P	B	N	N												
14 – Pães	P	P	B	P	P	B	O													
15 – Leite	P	P	P	P	N	P														
16 – Ovos	B	N	N	N	P															
17 – Açúcar	N	N	N	B																
18 – Cremosos	P	P	B																	
19 – Queijos	P	P																		
20 – Sal	N																			

Já Stockler de Lima fornece-nos outra bastante simplificada, resumindo as combinações compatíveis em apenas cinco, a saber:

- Proteínas* com hortaliças e oleaginosas**
- Cereais com hortaliças e oleaginosas
- Tubérculos feculentos*** com hortaliças e oleaginosas
- Cereais com frutas e leite
- Frutas ácidas e leite

Pronto! Agora você já tem conhecimento sobre combinações alimentares. Que tal experimentar?

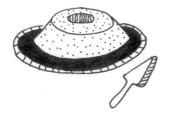

---

* Por proteínas o referido autor entende todas as leguminosas (feijão, grão-de-bico, ervilha, lentilha, soja etc.), carnes, ovos, leite e derivados.
** Por oleaginosas, as nozes de todas as espécies, incluindo castanha-do-pará e de caju, avelã, pecã, macadâmia, pistache etc., além de azeitona, sementes de girassol, de gergelim, de abóbora etc.
*** Batata, mandioca, cará, inhame, mangarito etc.

SER OU NÃO SER VEGETARIANO?

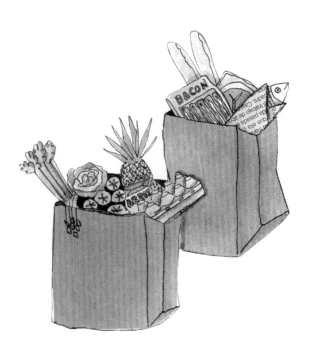

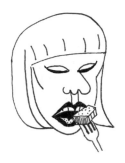

Os vegetarianos seriam mais bem designados como lacto-ovovegetarianos, pois não comem carne mas utilizam em sua alimentação vários produtos de origem animal, como o leite e seus derivados, ovos etc.

Os vegetarianos estritos são conhecidos também como vegetalianos. Alguns os chamam de veganistas ou vegans, o que não significa a mesma coisa, pois estes não usam nenhum produto animal (cintos, pulseiras ou sapatos de couro, pentes e botões de osso etc.). A sociedade veganista foi fundada em 1941. O alimento básico dos vegetalianos é o trigo, considerado por Henri-Charles Geofroy — um dos fundadores do movimento — o principal alimento do homem, quase completo.

Pessoalmente não temos experiência com acompanhamento de vegetarianos estritos, os vegetalianos, embora os poucos que conhecemos gozem de excelente saúde. Os riscos apontados para os seguidores dessa escola são os de carência protéica e de vitamina B12, a qual pode levar a um tipo particular de anemia.

Já com os vegetarianos ou lacto-ovovegetarianos nossa experiência é bastante grande, permitindo-nos afirmar que são pessoas de ótima saúde e que a ausência de carne em sua ali-

58 | COMO EU COMO?

mentação não leva a nenhuma carência nutricional. Temos acompanhado, em nossa clínica, um grande número de crianças e adolescentes que jamais comeram carne e cuja saúde geralmente é bem mais satisfatória que a dos que a consomem.

A carne é nociva? No início do século xx médicos como Paul Carton e Bircher-Brenner começaram a estabelecer, em bases científicas, argumentos demonstrando essa nocividade. Vários são os inconvenientes médicos atribuídos ao consumo da carne:

- ✓ Alto teor de gorduras ricas em ácidos graxos saturados, com elevado teor de colesterol (a carne de cavalo — usada como alimento em alguns países — e a de coelho não apresentam esse inconveniente).

- ✓ Grande quantidade de toxinas: adrenalina, adrenocromo, adrenolutina, liberadas durante o abate; e cadaverina, formada após este (na carne em decomposição).

- ✓ Pesticidas encontrados na carne, provenientes da ingestão de forragens ou usados para matar carrapatos.

- ✓ Antibióticos e hormônios ministrados aos animais.

- ✓ Conservantes químicos diversos: salitre, formol, nitritos e nitratos. Os dois últimos são reconhecidamente cancerígenos, mesmo em quantidades muito pequenas. Ironicamente, seu acréscimo à carne tem como finalidade dar-lhe um aspecto "saudável", avermelhado.

- ✓ Possibilidade de transmissão de numerosas doenças: teníase, cisticercose, tularemia (especialmente a carne de coelho), listeriose, salmonelose, shigelose, botulismo, febre aftosa, síndrome urêmica hemolítica.

- ✓ Produção de dejetos azotados geradores de ácido úrico e favorecedores da instalação de moléstias degenerativas, como o reumatismo.

- ✓ Ausência de fibras alimentares, favorecendo o aparecimento de obstipação intestinal (prisão de ventre), com todas as suas conseqüências. Menção especial deve ser feita a algumas carnes, ainda mais prejudiciais que as outras: cruas, defumadas, grelhadas e processadas (salsicha, mortadela, copa, salame, presunto, lingüiça).

Os inconvenientes de ordem médica não são, entretanto, os únicos que contra-indicam o consumo da carne. Vários outros são apontados (econômicos, estéticos, anatômicos), principalmente os de ordem ética e moral.

É de Pitágoras a seguinte afirmação: "Enquanto o homem continuar a ser o destruidor impiedoso dos seres animados dos planos inferiores, não conhecerá a saúde nem a paz. Enquanto os homens massacrarem os animais, se matarão entre si. Aquele que semeia a morte e a dor não pode colher a alegria e o amor".

Diz Paul Carton: "Se quisermos nos libertar do sofrimento, não devemos viver dele e do assassínio inflingidos a outros animais".

Leonardo da Vinci declarou: "Virá o dia em que a matança de um animal será considerada crime tanto quanto o assassinato de um homem".

Que tal nos juntarmos a alguns personagens ilustres — sábios, santos, artistas, governantes, literatos, cientistas —, todos vegetarianos?

Albert Einstein, Albert Schweitzer, Alexis Carrel, Annie Besant, Beethoven, Bernard Shaw, Bob Dylan, Buda, Byron, Carl Segan, C.W. Leadbeater, Cervantes, Confúcio, Cuvier, Darwin, Descartes, Diógenes, Epicuro, Francis Bacon, Franklin, Gandhi, Gibran Khalil Gibran, Goethe, Ernest Haeckel, H.G. Wells, Isaac B. Singer, Isaac Newton, Jean-Jacques Rosseau, Krishnamurti, Lao Tse, Leibniz, Leonardo da Vinci, Lineu, Maeterlinck, Michael Jackson, John Milton, Nietzsche, Ovídio, Pascal, Paul Carton, Paul McCartney, Pitágoras, Platão, Plotino, Plutarco, Reclus, Richard Wagner, Santa Tereza de

Jesus, Santo Afonso de Liguori, Santo Agostinho, Santo Inácio de Loyola, São Basílico, São Bento, São Bernardo, São Clemente de Alexandria, São Domingos, São Francisco de Assis, São Francisco Xavier, São Gregório, São Jerônimo, São João Crisóstomo, Sêneca, Schopenhauer, Shankaracharya, Shelley, Sócrates, Spencer, Spinoza, Tertuliano, Thomas Edison, Tolstoi, Voltaire, Xenofonte, Zoroastro são algumas dessas personalidades.

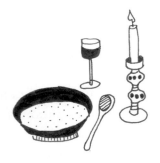

GRÃOS GERMINADOS E BROTOS: ALIMENTOS MARAVILHOSOS

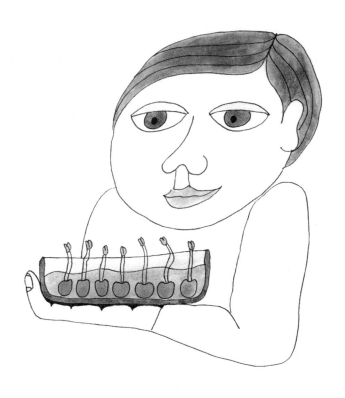

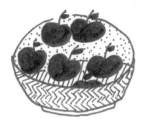

Sabe-se há milênios que os grãos (cereais e leguminosas) em fase de germinação são utilizados na alimentação humana. Há referência a seu emprego pelos essênios, povo que viveu na época de Cristo e se notabilizava pela excelente saúde. Tinham alimentação muito frugal e constituída exclusivamente por produtos vivos, portanto ricos em energia vital. Graças a seus conhecimentos ocupavam-se do bem-estar das populações vizinhas, que eram tratadas por eles.

Sua filosofia alimentar foi redescoberta e estudada por Edmond Bordeaux-Szekely, filósofo, psicólogo e arqueólogo, que no início do século xx descobriu nos arquivos do Vaticano o Evangelho Esseniano da Paz.

Numerosas transformações efetuam-se nos grãos durante a **germinação**:

✓ São produzidas enzimas que facilitam a digestão e a assimilação dos hidratos de carbono, das proteínas e gorduras.
✓ É realizada a síntese de numerosas vitaminas, em particular a A, B e C.
✓ Liberam-se minerais, que passam a ser absorvíveis pelo organismo. Em geral, os grãos não germinados são ricos em ácido fítico,

64 | COMO EU COMO?

que impede a absorção de minerais. Durante a germinação esse ácido é desmembrado, liberando assim os minerais que passam a ser absorvíveis.

Quais grãos podem ser germinados para a alimentação humana? Esse número é imenso. Entre os mais freqüentemente utilizados podemos citar: trigo, lentilha, arroz, alfafa, girassol, aveia, cevada, grão-de-bico, soja, milho, centeio, fenogrego. Todos devem provir de cultivos biológicos, sem serem submetidos a pesticidas e a produtos tóxicos durante o armazenamento.

Dos grãos germinados o principal é o trigo. De fato, o trigo germinado, além das propriedades gerais dos grãos em fase de germinação, ativa todas as faculdades intelectuais (memória, rapidez e clareza de raciocínio), promove o bom funcionamento intestinal, embeleza a pele e os cabelos, evita o envelhecimento precoce. Pode ser utilizado puro, misturado com mel, com sal marinho, em saladas etc.

Para se proceder à germinação do trigo colocam-se em uma vasilha os grãos lavados. Adiciona-se água em quantidade suficiente para cobri-los. Feito isso, coloca-se a vasilha num armário. No dia seguinte escorre-se a água e mantêm-se por mais um dia os grãos apenas úmidos (sem acrescentar mais água). No terceiro dia notam-se pequenos pontos brancos nos grãos: é o início da germinação. Pronto! Eles já podem ser consumidos. Convém conservá-los em geladeira.

Para os demais grãos o processo é o mesmo, variando apenas o tempo em que ficam de molho e o tempo de germinação, de acordo com o ciclo biológico de cada um deles.

Apresentamos a seguir um quadro com o tempo de molho e o tempo de germinação dos principais grãos disponíveis no mercado.

GRÃOS GERMINADOS E BROTOS: ALIMENTOS MARAVILHOSOS | 65

Grão	Tempo de molho	Tempo de germinação
Alfafa	4 horas	6 a 7 dias
Arroz	12 horas	3 a 4 dias
Aveia	12 horas	3 dias
Ervilha	12 horas	3 a 5 dias
Feijão	12 a 24 horas	2 a 6 dias
Gergelim	4 a 6 horas	1 dia a 3 dias
Girassol	4 horas	1/2 dia a 2 dias
Grão-de-bico	12 a 24 horas	3 a 5 dias
Lentilha	12 a 24 horas	3 a 4 dias
Milho	12 a 20 horas	2 a 3 dias
Soja	12 a 24 horas	3 a 6 dias
Trigo	10 a 24 horas	2 a 5 dias

Para cultivar os **brotos**, devem-se mergulhar os grãos em água, como se procede na germinação, e depois colocá-los num recipiente com terra vegetal umedecida. Esse recipiente deve ser recoberto por outro ou por plástico escuro, para manter a umidade e proteger os grãos da luz. Manter a terra sempre levemente umedecida.

Após três a cinco dias descobrir o recipiente e coloca-lo à luz **indireta** até que os vegetais atinjam em torno de dois a três centímetros de altura, quando então serão colocados à luz solar **direta**.

De modo geral os brotos devem ser consumidos entre o 7º e o 12º dia; o tempo varia de acordo com a espécie cultivada.

Outra forma, igualmente válida e mais simples, de cultivar os brotos consiste em não utilizar terra e sim apenas água. Os grãos, previamente mergulhados em água por cerca de 24 horas, como se faz quando é empregada terra, são colocados em uma única camada numa grade disposta sobre um recipiente com água (esta não deve atingir a grade, permanecendo cerca de um cm abaixo dela). Assim devem permanecer por três dias em ambiente sem luz; após tal período, passam para ambiente com luminosidade. A água deve, nessa ocasião, ser completada, passando a atingir a grade.

Veja a seguir um quadro resumido sobre o cultivo de alguns brotos.

Grão	Tempo	
	Sombra	*Luz*
Feno-grego	3 dias	3 a 4 dias
Girassol	3 dias	3 a 4 dias
Lentilha	3 a 4 dias	4 dias
Trigo	3 dias	6 a 10 dias
Sarraceno	3 a 4 dias	5 a 6 dias

Quando forem consumidos, os brotos devem ser cortados com tesoura, sem as raízes. Podem ser utilizados puros, com sal marinho, molho de soja (*shoyu*), azeite extravirgem ou outros óleos biológicos etc.

Assim como ocorre com os grãos germinados, os brotos são alimentos de extraordinária vitalidade, ricos em clorofila, vitaminas, enzimas, aminoácidos, açúcares naturais, gorduras não-saturadas e numerosas substâncias biológicas ativas.

RADICAIS LIVRES:
O QUE SÃO E COMO SE PROTEGER DE SEUS EFEITOS NOCIVOS

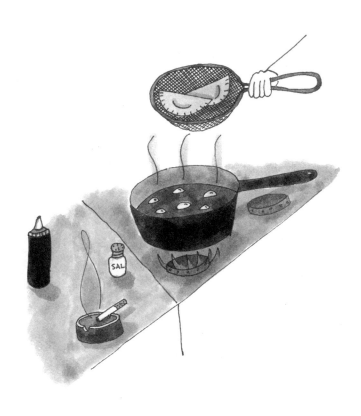

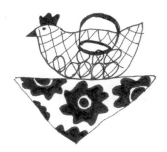

Denomina-se *radical livre* toda molécula que possui um elétron livre, desemparelhado, em sua órbita externa, que gravita em sentido oposto aos demais elétrons. Esse elétron faz que a molécula deseje se unir a outras moléculas, tornando-a extremamente reativa.

Por vezes essa união é benéfica, mas em geral os radicais livres são como certas pessoas que conhecemos: ávidas para se unir a péssimas companhias. Formam, então, compostos extremamente nocivos que contribuem de maneira decisiva para o envelhecimento precoce, o surgimento de câncer, de doenças auto-imunes e de auto-agressão etc.

Alguns fatores, como tabagismo, poluição atmosférica, remédios que contêm oxidantes, excesso de radiação solar e ionizante (raios X, TV, microondas, computador) e consumo imoderado de gorduras, aumentam o poder dos radicais livres.

O organismo defende-se deles com uma série de recursos conhecidos como *defesas antioxidantes*.

O melhor método de proteção contra os efeitos nocivos dos radicais livres consiste em uma dieta que evite alimentos produtores dessas moléculas e que possua grande número de antioxidantes e de outros nutrientes essenciais.

COMO EU COMO?

Em primeiro lugar, deve ser rica nas seguintes substâncias:

- VITAMINA E: Presente em germe de cereais (trigo, arroz), óleos vegetais, nozes, castanhas, banana, repolho, espinafre, folhas verde-escuras.

- VITAMINA C: Encontrada em laranja, mamão, limão, kiwi, acerola, tomate, goiaba, pimentão verde, brócolis, cajá, abacaxi.

- VITAMINA A: Presente em alimentos como: cenoura, pimentão, alface, agrião, abóbora, beterraba, tomate, espinafre, couve, manga, mamão, açaí, vegetais vermelho-alaranjados ou verde-escuros.

- ÁCIDO FÓLICO: Existente no trigo integral, batata, espinafre, ervilha, feijão, cenoura, laranja, levedura, vegetais folhosos.

- SELÊNIO: Encontrado em cereais integrais, tomate, cebola, peixes, ovos. Menção especial deve ser feita à castanha-do-pará, cuja riqueza em selênio é tão grande que basta a ingestão de uma dessa fruta por dia para garantir o suprimento da necessidade diária desse importante mineral.

- COBRE: Presente nas frutas e nos vegetais em geral, bem como no mel e no melado.

- FLAVONÓIDES E POLIFENÓIS: São fitoquímicos, ou seja, substâncias naturais bioativas encontradas nos alimentos, sobretudo em frutas e legumes. Neste particular destaca-se a maçã, fruta especialmente rica em fitoquímicos, que se encontram na polpa e, principalmente, na casca.

Além da ingestão desses nutrientes essenciais, outros fatores são de fundamental importância numa alimentação anti-radicais livres:

✓ Reduzir o consumo de todas as gorduras e óleos alimentares, uma vez que são a principal fonte de produção desses radicais, principalmente se durante o processo de preparação forem expostos a luz, calor e ar, como acontece nas gorduras comercialmente beneficiadas (óleos vegetais, sobretudo os empregados em molhos de salada e de maionese, nos quais o ranço é mascarado por temperos fortes). Jamais consumir frituras. A oxidação da gordura usada para fritar, acrescida à da própria gordura existente nos alimentos, é extremamente nociva.

✓ Frituras preparadas em restaurantes e pastelarias são ainda piores, uma vez que a gordura muito oxidada (rançosa) em geral é usada inúmeras vezes.

✓ Além dos maus efeitos habitualmente relatados do sal (aumento da pressão arterial, produção de edemas, piora dos quadros cardíacos e renais), deve-se considerar outro grave distúrbio causado por ele: a lesão de células previamente danificadas pelos radicais livres. Os alimentos prontos e semiprontos costumam ter muito mais sal do que os preparados em casa; procurar não consumir alimentos industrializados.

✓ Evitar o uso de panelas de alumínio, pois esse elemento pode formar reticulações entre as moléculas de tecido conjuntivo e enzimas danificadas por radicais livres.

EM RESUMO, para se proteger dos maus efeitos dos radicais livres (doenças degenerativas, envelhecimento precoce, endurecimento das artérias etc.) deve-se utilizar dieta rica em frutas (ênfase particular à maçã, à castanha-do-pará e ao açaí) e cereais integrais; evitar gorduras, em especial alimentos fritos; utilizar sal com moderação; não usar panelas de alumínio.

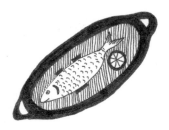

MACROBIÓTICA: APENAS MAIS UMA ESCOLA DE ALIMENTAÇÃO NATURAL?

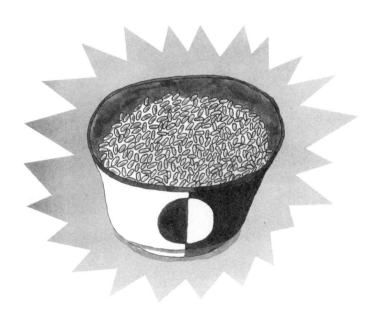

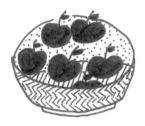

Você está comendo arroz integral. Portanto, é macrobiótico. Muitas vezes ouvimos esta frase que revela a confusão que inúmeras pessoas fazem entre alimentação natural e macrobiótica. O fato de alguém comer arroz integral em lugar do arroz branco, decorticado, não significa, de modo algum, que seja obrigatoriamente macrobiótico. O conhecimento que temos desta doutrina deve-se à leitura de livros sobre o assunto e, principalmente, ao convívio que tivemos com dois mestres: o dr. Henrique Smith, que foi o papa da macrobiótica em São Paulo, fundador do Instituto de Macrobiótica de São Paulo, antigo diretor do Restaurante Macrobiótico desta capital e autor de numerosos livros e publicações a esse respeito; e o professor Simão Harbor, humanista de elevada cultura filosófica e profundo conhecedor dos ensinamentos de Georges Ohsawa.

A macrobiótica não é apenas uma escola de alimentação. É, sim, um sistema de vida baseado numa filosofia milenar originária do Oriente e introduzida no Ocidente pelo japonês Nyoiti Sakurazawa, que adotou o nome pelo qual é conhecido mundialmente: Georges Ohsawa. Outro japonês, Michio Kushi, nascido em 1926, ensina desde a década de 1950 a medicina oriental e a macrobiótica nos Estados Unidos e na Europa. Como afirma Henrique Smith: "Comer comida macrobiótica todo e qualquer indivíduo poderá fazê-lo, mas para se tornar macrobiótico é necessário ter em mente que ela é uma linha de conduta para os que pensam, lêem, observam e pesquisam".

Baseia-se nas leis do princípio único — *yin* e *yang* — e é a arte da longevidade e do rejuvenescimento.

Yin e *yang* são duas forças antagônicas que se atraem e completam por serem complementares. Assim é que o macho (*yang*) atrai a fêmea (*yin*) e vice-versa. Um alimento salgado (*yang*) atrairá líquidos (*yin*). São duas faces do mesmo plano: verso e reverso; frente e trás; direito e esquerdo; alto e baixo; quente e frio etc.

O *yin* dilata-se, é expansivo (os gases, por exemplo, são *yin*); o *yang* desce, concentra-se. Tudo que procura o ar é centrífugo, é *yin*; tudo que procura o centro da Terra é centrípeto, é *yang*.

Nada é 100% *yin* ou *yang*: o símbolo que representa o princípio único, do qual se origina a macrobiótica, é o de duas baleias se acasalando. Vemos que o macho, de cor *yang* (preto), tem o olho *yin* (branco), enquanto a fêmea, de cor branca (*yin*), tem o olho preto (*yang*).

CULINÁRIA MACROBIÓTICA

Sua finalidade é manter o equilíbrio *yin-yang* no organismo. Ela nos convida a mantê-lo por meio de uma alimentação mais *yin* ou mais *yang* de acordo com nossas necessidades.

MACROBIÓTICA: APENAS MAIS UMA ESCOLA DE ALIMENTAÇÃO NATURAL? | **77**

Segundo os macrobióticos, a base do equilíbrio metabólico é a proporção entre "Na" e "K", que deverão entrar no organismo na relação de um de sódio para cinco de potássio. De acordo com eles, o único alimento que apresenta essa proporção é o arroz integral, portanto, o alimento básico da culinária macrobiótica. Tanto que geralmente no primeiro período de um tratamento — período de desintoxicação —, conhecido como o dos dez dias da dieta de arroz, não é ingerido senão arroz integral. Durante tal fase, afirmam, muitas doenças desaparecerão. Além do arroz integral, os demais cereais (sempre integrais) constituem alimentos importantes na alimentação macrobiótica: aveia, cevada, centeio, trigo, painço, milho. São os alimentos principais, devem ser consumidos em primeiro lugar, no início da refeição, e sem que sejam misturados com os alimentos secundários (todos os que não forem cereais). Devem constituir ao menos 60% do total dos alimentos ingeridos.

Em menor quantidade e com menos freqüência devem-se ingerir leguminosas (feijão — sobretudo o *azuki*, grão-de-bico, soja, lentilha), verduras e legumes (sempre cultivados organicamente), sarraceno, algas marinhas, óleo de gergelim, peixes.

Alimentos de origem animal (laticínios, ovos etc.) e frutas devem ser usados em quantidades ainda menores e com menos regularidade.

Bebidas, inclusive água, devem ser tomadas em quantidades mínimas e com a menor freqüência possível. Recomenda-se tomar, no máximo, 250 ml por dia.

Tais recomendações, que constituem a base da alimentação macrobiótica, poderão variar segundo fatores como clima, estação do ano, atividade exercida etc. Num clima frio, por exemplo, há necessidade de alimentos mais *yang* do que aqueles necessários em um clima tropical; trabalhadores braçais podem tolerar mais alimentos *yin* do que pessoas de vida sedentária.

Vimos apenas os principais fundamentos da culinária macrobiótica, de forma muito simplificada e esquematizada. Evidentemente, os leitores que desejarem aprofundar-se no assunto devem consultar os livros citados na bibliografia referentes à doutrina macrobiótica, bem como outras boas publicações sobre o tema.

Também de forma extremamente esquematizada e simplificada, apenas para que os iniciantes possam ter uma noção um pouco mais concreta sobre a culinária macrobiótica, apresentamos o seguinte quadro sinótico:

CEREAIS INTEGRAIS: Devem constituir cerca de 60% da dieta.

HORTALIÇAS FRESCAS: Representam de 20 a 30% do total dos alimentos. Devem ser cultivadas organicamente e consumidas por ocasião da colheita.

LEGUMINOSAS: Devem constituir de 10 a 15% da dieta (a mais utilizada é o feijão *azuki*).

ALGAS MARINHAS: Representam 5% do total.

PRODUTOS DE SOJA FERMENTADA: São condimentos que constituem importantes aditivos da cozinha macrobiótica (missô, *shoyu*).

FRUTAS FRESCAS E SECAS: Podem ser consumidas ocasionalmente, como guloseimas.

SEMENTES: Também consideradas guloseimas (girassol, gergelim, abóbora).

PEIXES: Podem ser consumidos no inverno ou em regiões de clima frio, uma ou duas vezes por semana.

LEITE E DERIVADOS/OVOS: Não são utilizados na culinária macrobiótica, a não ser em circunstâncias especiais e em pequenas quantidades.

CARNE: Também não faz parte da alimentação macrobiótica, com exceção da carne branca de aves, consumida em determinadas ocasiões.

MEL: Usado raramente.

MACROBIÓTICA: APENAS MAIS UMA ESCOLA DE ALIMENTAÇÃO NATURAL? | **79**

> ÁGUA E BEBIDAS EM GERAL: Utilizadas o mínimo possível.
>
> FARINHAS BRANCAS, AÇÚCAR REFINADO, ALIMENTOS PROCESSADOS, RECONSTITUÍDOS OU QUÍMICOS: Totalmente banidos da alimentação macrobiótica.

Reproduzimos, a seguir, uma relação de alimentos de acordo com a classificação *yin* ou *yang* (extraída de "Macrobiótica", capítulo do livro *Medicinas alternativas*, de Henrique Smith). Triângulos com vértice apontando para cima indicam *yang* e para baixo, *yin*.

Em relação ao corpo humano os cereais são considerados alimentos equilibrados ($\triangle\triangledown$). Já os produtos vegetais são considerados *yin* ($\triangledown$) e os animais *yang* ($\triangle$).

Os cereais são: arroz, aveia, trigo integral, sarraceno, trigo de quibe, centeio, cevada, cevadinha e painço.

Os símbolos ao lado dos produtos indicam a tendência e a maior concentração de elementos *yin/yang* em cada alimento.

VERDURAS

$\triangle$ Acelga
$\triangle\triangle$ Agrião
$\triangle$ Alface de raízes profundas — repolhuda
$\triangle$ Alface silvestre, rapúncio
$\triangledown$ Azedas
$\triangledown$ Brócolis
$\triangle\triangle$ Catalonha
$\triangle\triangle$ Chicória
$\triangledown$ Couve-branca
$\triangledown$ Couve-flor
$\triangledown$ Couve-rábano
$\triangledown$ Couve-verde
$\triangledown$ Couve-vermelha
$\triangledown$ Espinafre
$\triangledown$ Folhas de aipo

△△	Folhas de dente-de-leão
▽	Mostarda
▽	Mostardão
△△	Pé (talo) de funcho
▽	Repolho
▽	Tupinambo, inhame

LEGUMES

△	Abóbora hokkaido
△	Abóbora vermelha (espécie hokkaido)
▽▽	Alcachofra
△	Alho
△	Alho-poró
▽▽▽	Aspargo
▽▽▽	Batata comum (batata-inglesa)
▽▽▽	Berinjela
△△△	Cará
△	Cebola amarela
△	Cebola vermelha
△△	Cenoura
△	Endívia
△△	Escorcioneira
△	Inhame
△	Nabo
△	Nabo-de-maio
△△	Pastinaca
▽▽▽	Pepino
▽▽▽	Pimentão
△	Rabanete
△	Rábano branco
△	Rábano negro

MACROBIÓTICA: APENAS MAIS UMA ESCOLA DE ALIMENTAÇÃO NATURAL? 81

△△△ Rábano-silvestre maior
△△△ Raiz de anêmona-do-mar
△△△ Raiz de cálamo
△△△ Raiz de gengibre
△ Raiz de salsa
△△ Raiz de tussilagem
△ Raízes de aipo
△△△ Raízes de cardo, bardana, lótus, dente-de-leão
▽▽▽ Tomate

LEGUMINOSAS

▽▽▽ Ervilha-brava — ervilha trepadeira
▽▽▽ Ervilhas doces
▽ Ervilhas verdes rasteiras
▽▽▽ Feijão escorado com estacas (feijão verde)
▽ Feijão-silvestre verde
▽ Grão-de-bico

PEIXES E CRUSTÁCEOS

△△△ Arenque
△ Atum
△△ Camarão
△ Caranguejo
△ Carpa
△△ Cavala
△△△ Caviar, ovas
▽▽▽ Enguia
△ Lavagante, lagostim de água doce
△ Lúcio

▽▽	Lula
▽▽▽	Ostra
△△△	Peixe pequeno, arenque pequeno
△△	Salmão
△△	Sardinha

CARNES

△△	Alce, veado, cervo
△	Aves
△	Boi magro
△△△	Faisão, aves silvestres
△	Lebre, coelho, ovelha (magros)
△△△	Ovo galado
△	Pombo
▽▽▽	Porco
△△△	Rena
△	Vitela

LATICÍNIOS

△△	Camembert
▽▽	Coalhada, leite coalhado
▽▽	Iogurte, quefir
▽	Leite fresco integral de rena, ovelha, cabra, vaca, égua, jumenta
▽▽▽	Manteiga
▽▽▽	Nata azeda
▽▽▽	Nata, creme
△△	Queijo a vácuo, de leite fresco
△△	Queijo branco (ricota)

MACROBIÓTICA: APENAS MAIS UMA ESCOLA DE ALIMENTAÇÃO NATURAL?

△△△ Queijo de cabra a vácuo (o queijo fresco é reduzido,
pela ebulição, a uma pasta consistente)
△ Queijo mole, requeijão
△△ *Roquefort*, queijo suíço
▽▽ Soro de leite
▽ Soro de manteiga

GORDURAS ANIMAIS

▽▽▽ Banha de porco, toicinho
▽▽ Gordura vegetal, margarina vegetal não-solidificada
(endurecida)
▽▽▽ Manteiga de nata doce
▽▽▽ Margarina (gordura solidificada, endurecida)
▽▽ Nata, manteiga de nata fermentada naturalmente
▽ Óleo de arenque fresco
▽ Óleo de sardinha
▽▽▽ Sebo de boi

GORDURAS VEGETAIS

▽▽ Gordura de coco
▽▽▽ Gordura de coco solidificada (endurecida), hidrogenada
▽▽▽ Margarina solidificada (endurecida), hidrogenada
▽ Óleo de amendoim
△ Óleo de arroz e de trigo (óleo de mesa)
△△△ Óleo de camélia (óleo de egoma)
△ Óleo de caroço de algodão
△ Óleo de caroço de faia
△ Óleo de cola (não submetido a tratamento químico)
△△ Óleo de gergelim

△	Óleo de girassol
△	Óleo de linhaça
△	Óleo de milho
▽	Óleo de oliva
▽▽	Óleo de palma
△	Óleo de papoula
△	Óleo de soja

FRUTAS

(Em geral muito mais yin *do que os legumes)*

△	Ameixa seca
▽▽▽	Amendoim
△	Amora
▽▽▽	Ananás (abacaxi, variedade mais saborosa e aromática)
▽▽▽	Avelã
▽▽▽	Banana
△△	Castanha (autêntica)
▽▽▽	Castanha-do-pará
△△	Cereja
▽▽▽	Coco
△△	Damasco
△	Damasco seco
▽▽	Figo fresco
△	Framboesa silvestre
△	Groselha
▽▽▽	Laranja
▽▽	Limão
△△	Maçã pequena, vermelha
▽▽▽	Mamão
▽▽▽	Manga

MACROBIÓTICA: APENAS MAIS UMA ESCOLA DE ALIMENTAÇÃO NATURAL? | 85

△ Melancia
▽ Melão
△ Morango cultivado
△△ Morango silvestre
△ Murtinho
▽▽ Pamplemussa (toronja — *citrus decumana, grapefruit citrus aurantium*)
▽▽ Pêra
▽▽ Pêssego
▽▽▽ Pêssego seco, industrializado
▽▽▽ Pinhão
△△△ Sapoti
▽▽▽ Suco de *grapefruit* adoçado
△ Suco de uvas frescas, natural, não adoçado (brancas e rosadas)
▽▽▽ Tâmara
▽▽▽ Uva (cacho de)
△ Uva-crespa, uva-espim

BEBIDAS

▽▽ Água de fonte
▽▽ Água mineral (sem ácido carbônico)
△△△ Álcool puro (só para fins medicinais, em doses homeopáticas)
△△△ Artemísia, chá de absinto
▽▽▽ Bebidas adocicadas ou açucaradas
▽▽▽ Cacau
△△ Café de cereais
△△ Café de dente-de-leão (dendélio)
△△ Café de raiz de bardana (bardana)
▽▽▽ Café puro (autêntico)

▽▽	Cerveja
▽▽	Chá chinês fermentado
△△	Chá chinês torrado
△△	Chá de cevada
△△	Chá de fel-da-terra
△△	Chá de folhas de bétula, de ervas amargas e de ervas rasteiras
△△△	Chá de rabaça da China, *ginseng*
△△	Chá de rododendro
△△	Chá de salva
△△	Chá de tomilho
△△	Chá de três anos
▽▽	Chá russo fermentado
△△△	Chá-Mu, quinze ervas medicinais da China
▽▽	Suco de frutas, puro, sem açúcar
▽▽▽	Suco de frutas doces
▽▽▽	Vinho, champanha

FONTES DE PROTEÍNAS VEGETAIS

▽▽	Amêndoa
△△	Amêndoa torrada com sal
▽▽▽	Castanha de caju
△△△	Castanhas (autênticas)
▽	Ervilhas secas, amarelas e verdes
△△△	Feijão *azuki* (feijão silvestre, de grãos miúdos, vermelhos, oriundo da Ásia Oriental)
▽▽	Feijão-soja amarelo
▽	Feijões, branco e mulatinho
△△△	Goma-sio (gergelim-sal)
△△	Grão-de-bico
△△	Lentilha

▽▽ Linhaça
△△△ Missô (pasta de soja fermentada em ácido láctico)
▽▽ Noz
▽▽ Papoula
▽▽▽ Pecã
△△ Semente de abóbora
△ Semente de gergelim, sem sal
△▽ Semente de girassol
▽ Tahine (pasta de sementes descascadas de gergelim — manteiga de gergelim)
△△△ Tamari (*shoyu* — extrato de soja obtido de feijão-soja fermentado em ácido láctico)

ALIMENTOS DOCES

▽▽▽ Açúcar branco
▽▽▽ Açúcar mascavo
▽▽▽ Mel
▽▽▽ Melaço integral (melado)
▽▽▽ Suco de maçã em conserva

Fonte: *George Ohsawa e Ilse Clausnitzer.*

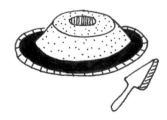

ESTAMOS TODOS INTOXICADOS

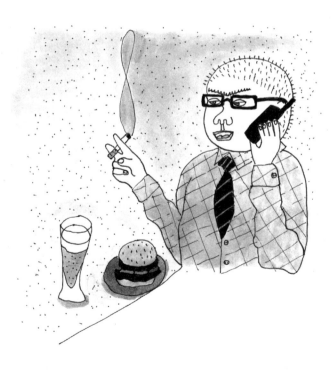

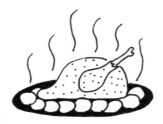

Vários fatores da vida moderna fazem que nosso organismo sofra constantemente agressão de tóxicos: a má qualidade do ar que respiramos; as tensões cotidianas, que produzem alterações deletérias no metabolismo; a ausência da prática regular de exercícios físicos; os maus hábitos de sono (dormir e acordar tarde); o consumo de tóxicos por medicamentos, de álcool, fumo e outros produtos; a alimentação inadequada, com predominância de produtos industrializados e destituídos de energia vital.

A intoxicação de que somos acometidos pode produzir desde sintomas leves (como alterações do humor, resfriados de repetição, perturbações digestivas, manifestações cutâneas) até outros de maior gravidade, como o câncer e diversas enfermidades sérias.

Obviamente, o ideal seria que não nos deixássemos intoxicar, que respirássemos ar de boa qualidade, alimentássemo-nos apenas com produtos orgânicos e de grande vitalidade, não nos deixássemos afetar pelas tensões cotidianas, praticássemos exercícios físicos regularmente, tomássemos banhos de sol, tivéssemos hábitos saudáveis de sono, não ingeríssemos drogas — quer sob a forma de remédios ou de tóxicos legais ou ilegais.

92 | COMO EU COMO?

Na impossibilidade de cumprir todos esses requisitos, pouco a pouco (às vezes rapidamente) nos intoxicamos, tornando necessário que de tempos em tempos promovamos a desintoxicação de nosso organismo.

VOCÊ SABE SE DESINTOXICAR?

Para que se realize uma desintoxicação, é necessário que os órgãos destinados à eliminação das escórias, conhecidos como *emunctórios* — intestinos (pelas fezes), rins (pela urina), pele (pelo suor) e pulmões (pelo ar expirado) —, funcionem bem.

No caso dos intestinos, o ideal é que as evacuações ocorram de duas a quatro vezes por dia, o que não se observa na maioria das pessoas por uma série de razões, a saber:

✓ Alimentação inadequada, pobre em fibras e em alimentos que promovam um bom peristaltismo intestinal.

✓ Não-observância do salutar hábito de beber água nos intervalos das refeições.

✓ Falta da prática de exercícios físicos, em particular abdominais.

✓ Não-atendimento das solicitações intestinais para evacuação.

Por esses motivos há tantos casos de doenças anorretais como hemorróidas, diverticulites, fissuras e até câncer do reto.

Vários alimentos são dotados de poder medicinal. Se eles forem utilizados como componentes exclusivos de uma dieta (constituindo as chamadas *monodietas*), sua ação terapêutica será bastante reforçada. Assim, várias monodietas podem ser empregadas com finalidade desintoxicadora:

MONODIETA DE ARROZ INTEGRAL: Em geral utilizada por dez dias seguidos. O arroz — de cultivo orgânico — deve ser cozido simplesmente em água, sem sal nem outro tempero. Pela manhã pode-se tomar mingau de farinha de arroz integral, preparado apenas com água. Antes de iniciar tal dieta, é importante diminuir gradualmente o consumo de açúcar branco, carne, condimentos fortes, frituras e laticínios.

A monodieta de arroz integral é indicada em casos de desintoxicação, câncer, obesidade, reumatismo, sinusite e infecções recorrentes das vias aéreas.

MONODIETA DE INHAME: Este tubérculo tem propriedades depurativas e desintoxicantes. Deve ser cozido com casca e, após a cocção, descascado e amassado com um garfo, acrescentando-se temperos naturais leves, como salsinha, cebolinha, sal marinho, missô e um pouco de azeite extravirgem. A dieta dura de um a sete dias.

MONODIETA DE UVA: Tem excelente ação desintoxicante. As uvas (de preferência rosadas) devem provir de plantações biológicas e podem ser ingeridas à vontade durante o tempo que durar a monodieta, habitualmente de um a quinze dias.

Antes de iniciá-la é importante preparar o organismo com os cuidados recomendados para a monodieta de arroz integral.

JEJUM: É o grande desintoxicador do organismo. Realmente o jejum tem ação extraordinária. Poucas pessoas, entretanto, sabem fazer o jejum, pois para que ele possa realizar com eficácia sua notável ação desintoxicante é preciso seguir uma série de medidas.

Antes de iniciar um jejum muitas pessoas comem desbragadamente para poder enfrentar o período de duração; e após encerrá-lo, empanturram-se violentamente para "se recuperar". Nada mais errado e contraproducente.

Para que o jejum realmente seja eficaz é necessário seguir determinadas normas, que veremos adiante.

A duração é variável, sendo habitualmente de um a vinte dias. Os intervalos de repetição também variam muito. Ambos

COMO EU COMO?

dependem da gravidade de cada caso. Preventivamente recomenda-se realizá-lo uma vez por semana ou a cada dez dias e com duração de um dia.

Jejuns de curta duração (um dia) geralmente podem ser feitos pela maioria das pessoas, sem acompanhamento médico. Porém os mais longos exigem orientação e acompanhamento de um terapeuta experiente, pois, como já afirmava Paul Carton, o jejum muito prolongado é faca de dois gumes: tanto pode curar como matar.

Durante a prática do jejum podem surgir vários sintomas de desintoxicação, os quais, se o preparo para a sua realização for efetuado corretamente, serão leves e pouco incomodativos. Em caso contrário, se esse preparo não for adequado, poderão ser severos a ponto de exigir sua interrupção.

Os sintomas mais comuns são: mau hálito, dor de cabeça, gosto desagradável na boca, urina carregada e de cheiro forte, maus odores corporais, erupções cutâneas, nariz entupido, náuseas, cansaço, insônia, febre, sensação de frio, hálito cheirando a acetona, dores agudas.

Como se preparar para um jejum? Antes de realizá-lo, é necessário fazer uma "pré-desintoxicação do organismo". Em primeiro lugar, abolir totalmente os produtos animais (carnes, ovos, leite e derivados, peixes e frutos do mar). Em seguida, retirar da dieta os excitantes (chá, café, tabaco, açúcar, sal, álcool, cacau, produtos químicos), bem como óleos e gorduras aquecidas.

Numa terceira etapa serão abolidos os óleos crus e as gorduras cruas, como os encontrados nos frutos oleaginosos (noz, amêndoa, avelã, pecã, castanha-do-pará). Em seguida, é preciso abolir frutas cozidas e legumes cozidos.

Finalmente, numa última etapa pré-jejum, deve-se abolir a mistura de frutas e de legumes, mesmo crus; devem ser ingeridos separadamente, sem misturar as frutas entre si e tampouco os legumes.

Cumpridas corretamente todas essas etapas preparatórias, chega-se por fim ao jejum, durante o qual se pode beber água à vontade, bem como chá de ervas e suco de frutas frescas.

Encerrar o jejum é tão ou mais importante que iniciá-lo: os passos descritos devem ser efetuados em sentido inverso, ou seja, reiniciar a alimentação com frutas e legumes crus, depois cozidos, em seguida frutos oleaginosos, óleos e gorduras cruas, e assim por diante. Quanto tempo deve durar cada uma das etapas do pré e do pós-jejum? Isso dependerá da duração do próprio jejum. Vejamos alguns exemplos:

- Jejum de um dia: cada uma das etapas pré e pós corresponderá a apenas uma refeição. Dois dias de decrescendo (uma etapa por refeição, ou seja, três etapas por dia). Um dia de jejum. Dois dias de realimentação (uma etapa por refeição, isto é, três por dia).
- Jejum de doze dias: dezoito dias de decrescendo (uma etapa a cada três dias). Jejum de doze dias. Dezoito dias de realimentação (uma etapa a cada três dias).

Se você efetuar periodicamente jejuns de acordo com todos esses cuidados, obterá a desejada desintoxicação, com um estado praticamente permanente de bem-estar físico, mental e espiritual.

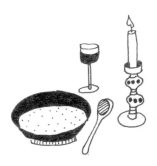

EXCESSO DE PESO: QUE FAZER?

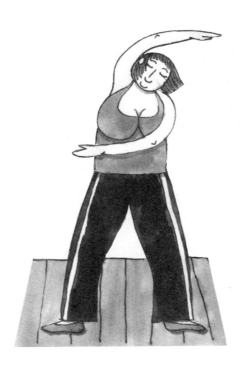

H á uma fórmula bem simples para saber se estamos com excesso de peso: P/H². Nessa fórmula, "P" representa o peso em quilos da pessoa e "H²", o *quadrado* de sua estatura em metros, ou seja, sua altura multiplicada por ela própria. Divide-se, então, o peso pelo quadrado da altura. Suponhamos, por exemplo, alguém que pese 55,5 kg e meça 1,60 m. Assim, dividindo 55,5 por 1,60 X 1,60, ou seja, 55,5 divididos por 2,56, obtemos 21,6.
Se o resultado da divisão fornecer um número entre 19 e 25, o peso está bom. Abaixo de 19, há falta de peso. Acima de 25, excesso e acima de 30, obesidade. Portanto, no exemplo acima, o peso está normal.

É importante observar que raramente o excesso de peso deve-se a distúrbios hormonais (mau funcionamento da tireóide, por exemplo), sendo quase sempre provocado por uma desproporção entre a quantidade ingerida de alimentos e aquela gasta, metabolizada.

Verifique agora como estão as coisas com você. Aplique a fórmula dada.

Se estiver acima do peso, estas dicas o ajudarão a perder o que é excessivo, evitando problemas de estética e de saúde.

100 | COMO EU COMO?

Se seu peso estiver normal ou mesmo abaixo da média (resultado inferior a 19), as mesmas dicas ainda assim são válidas, pois seu emprego contribui para a manutenção da saúde de qualquer pessoa.

Ei-las:

✓ Mastigar os alimentos lenta e cuidadosamente.

✓ Tomar os líquidos devagar, em pequenos goles, nunca aos borbotões. No dizer de Confúcio e de Gandhi: mastigar os líquidos e beber os sólidos.

✓ Não tomar líquidos durante as refeições nem próximo a elas.

✓ Não ingerir nada, a não ser água, entre as refeições. Não ficar lambiscando biscoitinhos, torradas, salgadinhos, queijos e outras guloseimas. Se houver intervalo muito grande entre uma e outra refeição, tomar um lanche de frutas ou comer sanduíche com pão integral, queijo branco, folhas de alface, rodelas de tomate; uma refeição leve, em resumo.

✓ Evitar alimentos ricos em gordura, doces, refrigerantes, massas, pães, bolos. Não se trata de excluí-los da dieta e sim de limitar a quantidade.

✓ Moderar a quantidade de alimentos: não sair da mesa totalmente satisfeito, abarrotado. Procurar terminar a refeição sempre com um pouquinho de fome.

✓ Praticar exercícios físicos regularmente. Para isto não há obrigatoriedade de ingressar numa academia ou num clube esportivo. Andar a pé é excelente. Procure caminhar vários quilômetros por dia; se não estiver habituado, comece com pequenos trajetos e aumente progressivamente o percurso. Procure subir as escadas a pé, evitando usar elevadores ou escadas rolantes. Se morar em um andar muito alto, vá a pé até determinado andar e continue a subida de elevador.

Pronto! Você já conhece dicas preciosas para perder peso — se ele for excessivo —, mantê-lo se estiver na média e conservar a saúde e a estética corporal. Agora será necessária apenas uma pequena dose de força de vontade. Que tal? Mãos à obra, então!

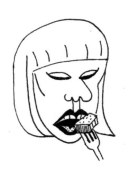

COLESTEROL ALTO E VINHO

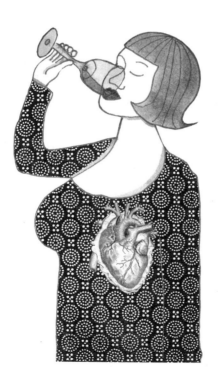

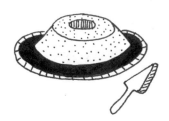

 eu colesterol está alto e você quer baixá-lo? Existe um método simples, eficaz e agradável: tomar um bom vinho tinto.

Nas cascas das uvas utilizadas para a fabricação de vinho tinto existem substâncias chamadas *polifenóis*, das quais uma delas, denominada *reverastrol*, estimula a produção do colesterol bom (o HLD). Ao que parece, os polifenóis também podem inibir a produção de *endotelina-1*, substância que contribui para o endurecimento das artérias.

Portanto, tomar vinho tinto é bom para o coração e para o aparelho circulatório, servindo para normalizar o colesterol sangüíneo.

Mas cuidado! Não beba mais do que 50 ml (cerca de uma xícara de café) duas vezes ao dia, pois se o consumo for exagerado vários distúrbios podem ocorrer, como cirrose hepática (que então elevará a taxa de colesterol), derrame cerebral hemorrágico e até câncer de mama.

Por isso, tome seu vinho tinto com moderação, não ultrapassando a quantidade recomendada pelos médicos. (Ao que parece, os vinhos com maiores teores de reverastrol são os nacionais e os chilenos.)

O suco de uva, sob este aspecto, tem ação bastante inferior à do vinho tinto.

A Universidade de Montpellier, na França, desenvolveu um vinho branco especial. Denominado "Paradoxe Blanc", ele já é comercializado na Europa, e tem os mesmos efeitos benéficos do vinho tinto.

Outras bebidas alcóolicas parecem ter a mesma ação sobre o colesterol. Entretanto, muito cuidado para não abusar do álcool. Moderação é a palavra-chave.

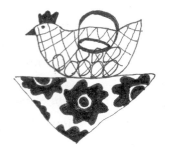

CÁLCIO E FLÚOR

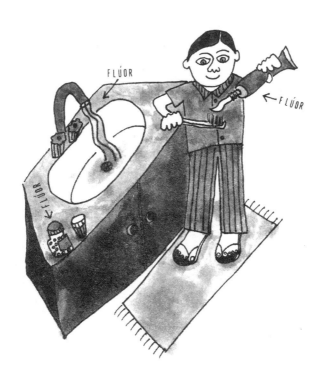

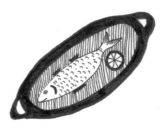

uitas mães dão a seus filhos medicamentos que contêm cálcio. Até aqui nada digno de nota, embora na maioria dos casos isso seja desnecessário, pois, como dizemos sempre, assim como os melhores lugares para comprar vitaminas são as feiras, quitandas e os supermercados, os melhores para comprar cálcio são as casas de laticínios.

O grande mal é que grande parte dos remédios que contêm cálcio também possui flúor em sua fórmula.

Acrescente-se que a água de muitas cidades, incluindo a de São Paulo, é fluorada. Esse flúor, somado ao do remédio, constituirá dose excessiva desse elemento, com possibilidade de acarretar a *fluorose*, afecção devida ao excesso de flúor no organismo que pode causar sérios problemas ósseos e dentários.

Quando alertadas a esse respeito, as mães costumam retrucar dizendo que seus filhos tomam apenas água mineral, não fluorada. Esquecem-se, entretanto, de que os alimentos são preparados com água comum, de torneira, e o flúor, não sendo volátil, concentra-se com a fervura culinária.

Mesmo pastas de dente com flúor não são recomendáveis para crianças pequenas, pois estas geralmente as engolem durante a escovação, com os mesmos riscos citados.

Portanto, em cidades nas quais a água é fluorada não devem ser usados rotineiramente medicamentos com flúor. Da mesma forma, crianças pequenas não devem utilizar cremes dentais com esse elemento.

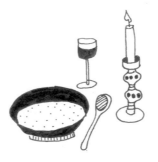

O RESPEITO À VIDA

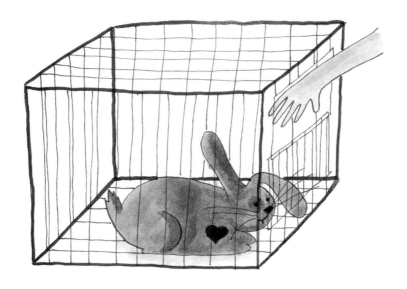

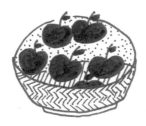

Com freqüência a mídia veicula notícias que nos estarrecem: rapazes "por brincadeira" ateiam fogo a um índio que dormia; médico incendeia estudante; dona de casa assassinada em frente à sua casa, e tantas outras. Que pensar de tudo isso?

Durante o ensino fundamental e médio nenhum valor é dado à vida. Animais indefesos são submetidos à vivissecção não apenas em salas de aula como também nas chamadas "feiras de ciência", como se os executores da façanha estivessem simplesmente fazendo exibições num *show*, sem a mínima preocupação com a vida e o sofrimento dos animais sacrificados nas "experiências científicas".

Pensamos, então, que na universidade, por ocasião do curso médico, tudo mudará e que a ética ensinará a valorizar e respeitar a vida. Grande ilusão! Quanto à vida humana isso realmente ocorre, mas e com relação à dos animais?

Eles continuam a ser totalmente desrespeitados e martirizados, como se fossem objetos insensíveis, imunes à dor e ao sofrimento. Cães, gatos, cobaias, sapos, coelhos, pombos, macacos e tantos outros são submetidos a experiências dolorosas, traumatizantes, mutilantes; são queimados vivos, num evidente desrespeito à vida e aos terríveis sofrimentos que lhes são inflingidos.

Mahatma Gandhi qualificou a vivissecção como "o crime mais hediondo que se pode perpetrar contra criaturas indefesas".

Ralph Bircher afirmou: "Se fôssemos capazes de imaginar o que se passa constantemente nos laboratórios de vivissecção, não poderíamos dormir em paz e em nenhum dia estaríamos felizes e tranqüilos".

Nossa ótica distorcida faz que nos revoltemos — com justa razão — quando um indivíduo comete um crime com requintes de crueldade contra um adulto e, principalmente, contra uma criança indefesa, mas ficamos comodamente impassíveis ante o sofrimento de criaturas que talvez não tenham a capacidade de pensar (será que não?), embora certamente têm a de sentir.

Mas, dirão alguns, tudo isso é feito em nome da ciência. Porém, entre os incontáveis experimentos feitos com animais, quantos teriam contribuído realmente para o progresso científico? Pouquíssimos, uma vez que cada espécie animal tem suas próprias reações e nenhuma extrapolação de uma espécie para outra tem fundamento científico. Prova é que o laboratório alemão Chemis Grunnmthal, produtor da talidomida, que causou o nascimento de mais de dez mil crianças aleijadas, foi absolvido em 1970 após os peritos afirmarem que experiências em animais nunca podem ser concludentes para o homem. Sendo assim, por que continuar a realizá-las?

Grandes cirurgiões desmentem a utilidade da vivissecção no aprendizado de cirurgia, uma vez que os órgãos não estão situados exatamente no mesmo lugar, a textura dos tecidos é diferente e a resistência dos animais não é semelhante à do homem. Tudo isso pode confundir os aprendizes nas cirurgias em humanos. Em muitas escolas modelos de plástico substituem animais vivos.

Em 1980 um editorial da revista *Clinical Oncology* mostrava que a maioria dos casos de câncer no homem evolui de forma

O RESPEITO À VIDA | **115**

diferente daqueles produzidos artificialmente em animais. Perguntava o articulista: "Por que tanta atenção é devotada ao estudo de tumores animais quando só o estudo em pacientes humanos poderá fornecer resultados significativos?".

Nos numerosos artigos sobre ética médica em publicações do mais elevado conceito, jamais uma palavra de crítica é lançada contra as monstruosas brutalidades praticadas contra animais indefesos que são dissecados vivos, queimados, têm seus olhos extirpados, suas pernas esmagadas, seus órgãos retirados, são submetidos a choques elétricos, fome, frio, sede, enfim, a toda sorte de crueldades sob o olhar complacente e o silêncio cúmplice dos defensores da ética médica e de quase todas as religiões, que dizem pregar o amor universal mas vergonhosamente se calam, numa omissão inaceitável.

Segundo Federics Mayer (em *O Correio da Unesco*, março de 1998), o principal déficit de hoje é o de amor, pois a educação sem amor, sem partilha, sem solidariedade para com o outro é tão-somente letra morta, retórica, discurso e abstração.

O dr. Salomão A. Chaib nos conta (no artigo "Coração precisa de carinho e dieta", publicado no jornal *Shopping News*):

> Os cientistas observaram um fato curioso. Alimentavam coelhos com grande quantidade de colesterol para provocar arteriosclerose, o que ocorria ao fim de certo tempo. Entretanto, um fato causou-lhes espanto. Coelhos das gaiolas de cima desenvolviam a doença mais cedo e de forma mais grave do que as de baixo. Isso era inexplicável, pois todos recebiam a mesma dieta. Depois de muita investigação, flagraram uma pequena diferença: a pessoa que cuidava dos coelhos costumava acariciar e brincar com os de baixo e, como não alcançava os de cima, limitava-se a lançar-lhes a comida. Fizeram a troca de gaiolas e o fato foi confirmado. Carinho e amor prolongam a vida até em animais.

DECLARAÇÃO UNIVERSAL DOS DIREITOS DOS ANIMAIS

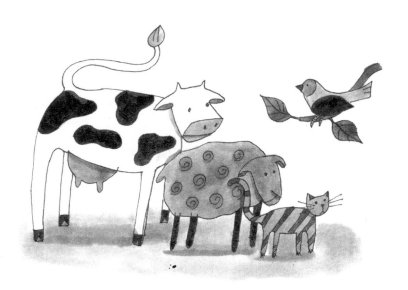

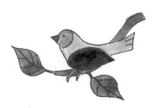

Proclamada em Paris, em 15 de outubro de 1978, revista e adotada pela Liga Internacional dos Direitos dos Animais, a declaração a seguir é de suma importância e deve ser adotada por todos que valorizam a vida.

ARTIGO 1
Todos os animais têm direitos iguais à existência no quadro dos equilíbrios biológicos. Esta igualdade não exclui a diversidade das espécies e dos indivíduos.

ARTIGO 2
Toda vida animal tem direito ao respeito.

ARTIGO 3
1) Nenhum animal deve ser submetido a maus-tratos ou a atos cruéis.
2) Se a morte de um animal for necessária, deverá ser instantânea, indolor e não geradora de angústia.
3) O animal morto deve ser tratado com decência.

ARTIGO 4
1) O animal selvagem tem o direito de viver livre em seu ambiente natural e aí se reproduzir.

120 | COMO EU COMO?

2) A privação prolongada de sua liberdade, a caça e a pesca recreativa, bem como toda utilização do animal selvagem a não ser para fins vitais, são contrárias a este direito.

ARTIGO 5

1) O animal que o homem mantém sob sua dependência tem direito à manutenção e aos cuidados devidos.

2) Ele não deve, em nenhum caso, ser abandonado ou deixado morrer de maneira injustificada.

3) Todas as formas de criação e de utilização do animal devem respeitar a fisiologia e o comportamento próprios da espécie.

4) As exibições, os espetáculos e os filmes utilizando animais também devem respeitar sua dignidade e não comportar nenhuma violência.

ARTIGO 6

1) A experimentação no animal implicando sofrimento físico ou psíquico viola os direitos do animal.

2) Métodos de substituição devem ser desenvolvidos e sistematicamente colocados em execução.

ARTIGO 7

Todo ato que leve desnecessariamente à morte de um animal e toda decisão conduzindo a tal ato constituem um crime contra a vida.

ARTIGO 8

1) Todo ato comprometendo a sobrevivência de uma espécie selvagem e toda decisão conduzindo a tal ato constituem um genocídio, ou seja, um crime contra a espécie.

2) O massacre de animais selvagens, a poluição e a destruição dos biótipos constituem genocídios.

ARTIGO 9
1) A personalidade jurídica do animal e seus direitos devem ser reconhecidos por lei.
2) A defesa e a salvaguarda dos animais devem ter representantes no seio dos organismos governamentais.

ARTIGO 10
A educação e a instrução pública devem conduzir o homem, desde sua infância, a observar, compreender e respeitar os animais.

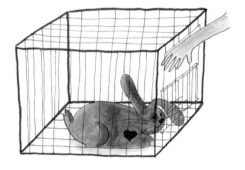

CONCLUSÃO

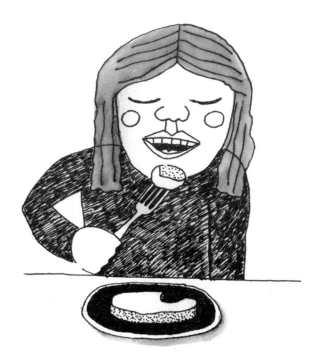

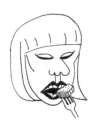

 esta altura você já concluiu que não basta apenas saber o que comer e o que não comer, mas também quando e como fazê-lo.

Constatou a necessidade não só de uma boa mastigação, mas também os benefícios de uma refeição feita com reconhecimento e paz, em ambiente tranqüilo, de respeito, devoção e serenidade.

Verificou a importância da ingestão de alimentos naturais e orgânicos, ricos em energia vital.

Já conhece o poder dos grãos germinados, dos brotos, do jejum, das monodietas. Sabe como proteger-se contra os maus efeitos dos radicais livres.

Viu também que as panelas e os utensílios de cozinha são essenciais para a manutenção da saúde, existindo bons e maus materiais empregados em sua fabricação.

Verificou ainda que as combinações entre os alimentos são consideradas de fundamental importância por muitos autores, que agrupam os alimentos em incompatíveis, pouco compatíveis e compatíveis.

Conhece agora as vantagens e desvantagens de ser ou não vegetariano.

126 | COMO EU COMO?

Estudou algumas das numerosas escolas de alimentação natural e observou que algumas delas se contradizem. A que **conclusão** chegamos? Que devemos experimentar o maior número possível de escolas de alimentação, não como obrigação penosa e sim com entusiasmo, com o prazer de sair da rotina, de sentir o inusitado, para que, de acordo com nossa experiência, possamos saber o que é melhor para nós em dado momento e em determinada circunstância.

Radicalismos e intolerâncias são sempre condenáveis. O que é melhor para uma pessoa pode não ser para outra, uma vez que não há dois organismos iguais.

Participo da diretoria de uma instituição cuja ex-presidente é uma senhora de excelente saúde e de grande dinamismo. É crudivurista.

Outro diretor da mesma instituição, pessoa também de ótima saúde, é macrobiótico. A macrobiótica, até certo ponto, se opõe ao crudivurismo: enquanto este prega a ingestão de alimentos crus, aquela aconselha que os cozinhemos bem, para *yanguizá-los* (o quente é *yang*, enquanto o frio é *yin*). Em certa ocasião lancei a pergunta: qual dos dois está certo, ela, que é crudivurista, ou ele, que é macrobiótico? Dei a resposta eu mesmo: ambos. Para ela a melhor escolha recaiu sobre o crudivurismo, para ele, sobre a macrobiótica.

Portanto, respeitando alguns princípios básicos que foram aqui expostos, experimente com alegria o maior número possível de escolas de alimentação (ou a combinação de várias), adotando aquela que julgar a melhor para você, sempre procurando fugir dos radicalismos e das intolerâncias.

Detive-me na parte alimentar no que concerne a ter uma boa saúde, uma vez que este é um livro sobre alimentação. É óbvio, porém, que este não é o único fator a interferir na qualidade de vida dos indivíduos. Vários outros são de fundamental importância:

CONCLUSÃO | **127**

- SONO: Devemos procurar dormir cedo, uma vez que as primeiras horas da noite proporcionam sono de melhor qualidade. Diz-se que cada hora de sono antes da meia-noite equivale a duas horas depois desse horário. Portanto, dormir das 22h às 6h não é o mesmo que dormir da meia-noite às 8h, embora o tempo seja o mesmo. O que difere é a qualidade do sono.

  Entretanto, é forçoso reconhecer que existe uma minoria de pessoas que pertencem ao "tipo noturno", isto é, que produzem muito mais no decorrer da noite e que se sentem melhor nesse período. Para essa minoria as recomendações acima não são válidas.

- PRÁTICA DE EXERCÍCIOS FÍSICOS: É unanimemente considerada fundamental para a manutenção da saúde. Para isso não há obrigatoriedade de matricular-se em academias ou clubes esportivos: subir escadas e andar a pé constituem exercícios de primeira qualidade e não exigem despesas suplementares (a não ser, talvez, freqüentes colocações de meias-solas nos sapatos).

- SOL: É excelente o hábito de tomar sol nos horários adequados, ou seja, até as 10h ou após as 16h30.

- RESPIRAR AR DE BOA QUALIDADE: Não é fácil obedecer a este item em cidades como São Paulo, onde a atmosfera é sempre muito poluída. Que tal umas escapadas periódicas para melhorar a oxigenação?

- EQUILÍBRIO PSICOLÓGICO: Nos dias atuais, em que se vive sob o impacto da violência e da insegurança, não é fácil nos mantermos serenos e psicologicamente equilibrados. Entretanto, é imperioso que nos esforcemos para isso, procurando manter o equilíbrio psicológico em casa, nos estudos e no trabalho.

  Muitas pessoas perdem a saúde para ganhar dinheiro e depois o gastam para tentar recuperar a saúde perdida.

  Devemos estabelecer como meta fazer sempre algo em prol do próximo, construindo sempre e jamais destruindo, quer se trate de um ser humano, de um animal ou de um vegetal.

- REMÉDIOS: Costumamos gracejar com nossos pacientes dizendo que *remédio* tem esse nome porque não cura: remedeia. Se curasse, se chamaria *curédio*.

  O que realmente previne e pode curar muitas doenças é o que vimos ao longo desta obra: manter bons hábitos alimentares e de sono, praticar regularmente exercícios físicos, tomar sol na hora certa, respirar ar de boa qualidade, procurar manter-se psicologicamente equilibrado e sereno.

  Nada temos contra o emprego ocasional e judicioso de remédios. Reprovamos, sim, o que ocorre com muitas pessoas que levam uma vida totalmente fora dos padrões de saúde e acreditam que simplesmente tomando remédios resolverão seus problemas.

  Já dizia Pitigrilli: "A natureza é o melhor médico: cura cerca de 80% dos pacientes e não fala mal dos colegas".

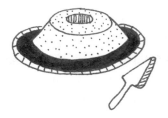

BIBLIOGRAFIA

BARBOSA JÚNIOR, A. "Embalagem traz risco de contaminação". *Folha de S.Paulo*, São Paulo, 6 fev. 2000.

BODENSTEIN, W. "Proteção dos animais e cristianismo". In: RICHTER, H. (org.). *Aprendendo a respeitar a vida*. São Paulo: Paulus, 1997.

BONTEMPO, M. *Medicina natural — alimentação*. São Paulo: Nova Cultural, 1992.

CHAIB, S. A. "Coração precisa de carinho e dieta". *Shopping News*.

COELHO, P. "Maktub tente dar um sentido sagrado à refeição". *Folha de S.Paulo*.

COOPER, G. L. "É fácil encontrar um produto orgânico?" In: RICHTER, H. (org.). *Um assassinato perfeitamente legal: nossa alimentação*. São Paulo: Paulus, 1997.

CRANTON, E. e BRECHER, A. *Quelação: uma nova arma da medicina*. Porto Alegre: D. C. Luzzato Editores, 1988.

"CRIANÇAS enfrentam déficit intelectual". *Folha de S.Paulo*, São Paulo, 6 fev. 2000.

GONSALVES, P. E. *Alimentação natural do bebê, da criança e do adolescente*. São Paulo: Almed, 1986.

_____. *Alternativas de alimentação*. São Paulo: Almed, 1984.

GRAESSER, E. "Os cristãos e o respeito pela vida: uma acusação". In: RICHTER, H. (org.). *Aprendendo a respeitar a vida*. São Paulo: Paulus, 1997.

HENSEL, J. "A armadilha que preparamos para nós mesmos". In: RICHTER, H. (org.). *Um assassinato perfeitamente legal: nossa alimentação*. São Paulo: Paulus, 1997.

KAREN-WERNER, M. *L'Alimentation vivante: le miracle de la vie*. Genève: Soleil, 1989.

MARKS, A. *Viva com saúde e alegria*. Departamento de Mordomia da Igreja Adventista do Sétimo Dia. Associação Paranaense.

NYOITI, S. (George Ohsawa). *Macrobiótica Zen*. (8a. ed.) Porto Alegre: Associação Macrobiótica de Porto Alegre, 1985.

PRADA, I. *A questão espiritual dos animais*. São Paulo: Editora Fé, 1998.

"Produtos de PVC: grave ameaça de contaminação". *Vida Integral*, São Paulo, 1991.

RICHTER, H. (org.). *Aprendendo a respeitar a vida*. São Paulo: Paulus, 1997.

SALGADO, J. M. *Faça do seu alimento o seu medicamento*. São Paulo: Madras, 2002.

SMITH, H. "Macrobiótica". In: *Medicinas alternativas*. São Paulo: Ibrasa, 1989.

_____. *Macrobiótica Zen para o Brasil*. São Paulo: Hagaesse, 1994.

SMITH, H. e GONDIM, F. A. L. *Macrobiótica Zen: os porquês*. São Paulo: Instituto Macrobiótico Henrique Smith, 1955.

SOLEIL, *Graines germées, jeunes pousses: une revolution dans l'alimentation*. Genève: Soleil, 1989.

_____. *Guide des regimes*. Genève: Soleil, 1987.

_____. *Apprendre à se detoxiquer* (4a. ed.). Genève: Soleil, 1989.

STOCKLER DE LIMA, D. *Nutrição orientada e os remédios da natureza*. Departamento Gráfico da União Brasileira da Iasd.

STRASSI, V. "Panelas de barro". *Comum-unidade*, nº 4.

"TEMPERO de salada vira ameaça". *Folha de S.Paulo*, São Paulo, 6 fev. 2000.

"VINHO BRANCO para o coração". *Folha de S.Paulo*, São Paulo, 19 dez. 2002.

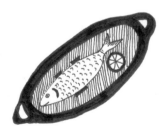

Leia Também

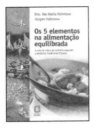

OS CINCO ELEMENTOS NA ALIMENTAÇÃO EQUILIBRADA
J. Fahrnow e I. Fahrnow

Finalmente, um livro que ajuda o leitor a compor um cardápio de acordo com a sua necessidade energética pessoal, sem fanatismos. É uma proposta que se baseia no equilíbrio dos cinco elementos: madeira, fogo, metal, terra e água. A abordagem é integrativa e trata a culinária como uma arte visual, filosófica e degustativa. Com receitas e tabelas elucidativas. REF. 20796.

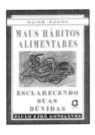

MAUS HÁBITOS ALIMENTARES
Paulo Eiró Gonsalves

Às vezes sabemos que determinada comida não é muito saudável, mas, na dúvida, continuamos a usá-la. Outras vezes, desconhecemos totalmente a composição do que ingerimos. Este livro vai ajudar a esclarecer todas as dúvidas sobre o teor dos "maus" alimentos, naturais ou manipulados, e será de grande ajuda para quem já percebeu que a boa saúde requer bons hábitos alimentares. REF. 20793.

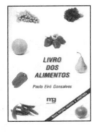

LIVRO DOS ALIMENTOS
Paulo Eiró Gonsalves

Esta obra, vencedora de um prêmio Jabuti, tem tudo que pode interessar as pessoas que gostam de cuidar da alimentação. Além de analisar os vários nutrientes, passa em revista praticamente todos os alimentos habitualmente consumidos no Brasil, analisando vantagens e desvantagens de cada um. O autor é um respeitado médico e estudioso de nutrição, com vários livros publicados. REF. 50027.

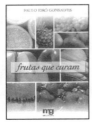

FRUTAS QUE CURAM
Paulo Eiró Gonsalves

Há muito tempo são conhecidas as virtudes curativas das frutas, largamente empregadas no tratamento dos mais diversos males. Neste livro o dr. Paulo Eiró apresenta as propriedades terapêuticas e o modo de emprego das frutas nas várias doenças. De forma extremamente prática, o leitor terá informações sobre as várias doenças, bem como sobre as frutas utilizadas para seu tratamento. REF. 50028.

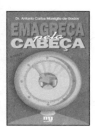

EMAGREÇA PELA CABEÇA
Antonio Carlos Marsiglio de Godoy
Um livro diferente, em que o médico "conversa" com o leitor, apresentando um sistema alimentar baseado em mudanças de hábitos, vivenciado pelo próprio autor. São dicas simples, claras e objetivas, que levam em consideração também os aspectos psicológicos envolvidos no emagrecimento. O autor é psiquiatra e psicoterapeuta. REF. 50031.

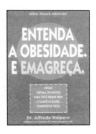

ENTENDA A OBESIDADE. E EMAGREÇA
Alfredo Halpern
As verdades científicas (e as gordas mentiras) sobre as chances que você tem de emagrecer. E como chegar lá, sem ser explorado e sem sofrimento. Por que os regimes e as dietas, em geral, engordam mais do que emagrecem, as alternativas para sair do efeito sanfona, a verdade sobre as gorduras localizadas e nove práticas e rotinas para começar a perder peso. REF. 50011.

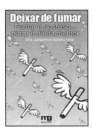

DEIXAR DE FUMAR
Fumar é gostoso... parar é ainda melhor
Dra. Jaqueline Scholz Issa
O grande mérito deste simpático trabalho é o de tratar o assunto com respeito e objetividade. Nada de broncas e previsões sinistras. Ele informa o que é necessário saber, baseado em pesquisa e na longa prática da autora, cardiologista, que coordena o Ambulatório de Tratamento do Tabagismo do Instituto do Coração da FMUSP – Incor. Para quem está flertando com a idéia de parar de fumar, ou já tentou e não conseguiu, este livro é uma sábia mão amiga. REF. 50033.

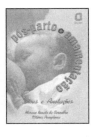

PÓS-PARTO E AMAMENTAÇÃO
Dicas e anotações
Marcus Renato de Carvalho e Vitória Pamplona
Este é um guia utilíssimo e inédito para gestantes, preparando-as para os dias seguintes ao parto. Seus autores são grandes especialistas na área. O doutor Marcus Renato é mestre em Manejo Clínico da Lactação, entre outras qualificações, e a psicóloga Vitória Pamplona trabalha ministrando cursos para gestantes e profissionais de saúde. Claro e conciso, o livro aborda todos os assuntos referentes à alimentação do bebê e aos aspectos psicológicos da mãe no delicado período pós-parto. REF. 20798.

IMPRESSO NA
sumago gráfica editorial ltda
rua itauna, 789   vila maria
02111-031   são paulo   sp
telefax 11 **6955 5636**
sumago@terra.com.br

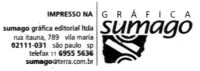

---- dobre aqui ----

ISR 40-2146/83
UP AC CENTRAL
DR/São Paulo

CARTA RESPOSTA
NÃO É NECESSÁRIO SELAR

O selo será pago por

SUMMUS EDITORIAL

05999-999 São Paulo-SP

---- dobre aqui ----

CADASTRO PARA MALA-DIRETA

MG EDITORES

Recorte ou reproduza esta ficha de cadastro, envie completamente preenchida por correio ou fax, e receba informações atualizadas sobre nossos livros.

Nome: _____ Empresa: _____
Endereço: ☐ Res. ☐ Coml. _____ Bairro: _____
CEP: _____ - _____ Cidade: _____ Estado: _____ Tel.: ( ) _____
Fax: ( ) _____ E-mail: _____ Data de nascimento: _____
Profissão: _____ Professor? ☐ Sim ☐ Não Disciplina: _____

1. Você compra livros:
☐ Livrarias ☐ Feiras
☐ Telefone ☐ Correios
☐ Internet ☐ Outros. Especificar: _____

2. Onde você comprou este livro? _____

4. Áreas de interesse:
☐ Psicologia ☐ Corpo/Saúde
☐ Comportamento ☐ Alimentação
☐ Educação ☐ Teatro
☐ Outros. Especificar: _____

3. Você busca informações para adquirir livros:
☐ Jornais ☐ Amigos
☐ Revistas ☐ Internet
☐ Professores ☐ Outros. Especificar: _____

5. Nestas áreas, alguma sugestão para novos títulos? _____

6. Gostaria de receber o catálogo da editora? ☐ Sim ☐ Não

Indique um amigo que gostaria de receber a nossa mala-direta

Nome: _____ Empresa: _____
Endereço: ☐ Res. ☐ Coml. _____ Bairro: _____
CEP: _____ - _____ Cidade: _____ Estado: _____ Tel.: ( ) _____
Fax: ( ) _____ E-mail: _____ Data de nascimento: _____
Profissão: _____ Professor? ☐ Sim ☐ Não Disciplina: _____

MG Editores
Rua Itapicuru, 613 7º andar 05006-000 São Paulo - SP Brasil Tel.: (11) 3872-3322 Fax (11) 3872-7476
Internet: http://www.summus.com.br e-mail: summus@summus.com.br